당질 중독

올바른 탄수화물 조절로 내 몸 리셋

당/질/중/독

마키타 젠지 지음

박유미 옮김

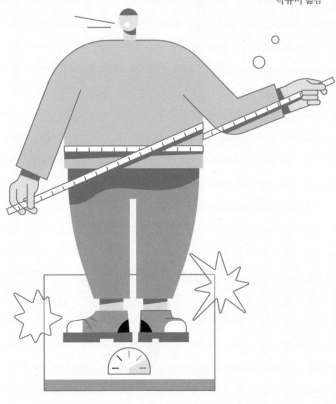

문예춘추사

목차

시작하며 / 나도 모르는 사이에 중증이 되어가는 '당질 중독' 7

제1장 | 꼭 필요하지만 해로운 '당질'

전 세계적으로 급속히 증가하는 비만 인구 15 | 비만도 당질 중독도 지병이다 18 | 의사도 모르는 비만의 원인 20 | 당질이란 무엇인가를 이해하면 체중을 쉽게 뺄 수 있다 22 | 채소 주스나 과일 주스도 몸속에서 나쁜 작용을 한다 24 | 자신의 혈당치가 어떻게 변하는지 모른다면 심각한 사태 28 | 탄수화물은 당질 덩어리 30 | 탄수화물만 먹는 식사법은 위험하다. 부족한 지식이 당질 중독을 악화시킨다 33 | 당질을 다량 섭취하는 것은 DNA를 거스르는 행위 34 | 탄수화물과 설탕이 뇌에 각인시킨 것 36 | 식품업계는 돈을 벌고, 우리의 뇌는 지배받는다 37 | 현대 사회에서는 중독이 안 되는 게 더 어렵다 40 | '두뇌 회전을 위해 당질이 필요하다'는 말은 악마의 거짓말 42
제1장 복습 45

제2장 | 당질을 끊지 못하는 이유

당질은 섭취할수록 더 갈망하게 된다 49 | 시작은 문득 집어든 과자 한 봉지 51 | '보상 체계'가 당질 중독을 일으키는 메커니즘 53 | '신경질을 잘 내는 성격'도 당질이 만든다 56 | 액체 상태의 당질은 악마의 식품이다 58 | 심각한 건강 문제를 일으키는 당질 중독 64 | 당신의 당질 중독은 어느 정도일까 66 | '당질'이 당신을 살찌게 한다 — 비만 메커니즘 67 | 지질은 먹어도 살찌지 않는다 71 | 탄수화물을 열심히 먹고 있는 동안에는 살이 빠질 수 없다 73 | 당질을 제한하면 근육이 빠진다는 것은 거짓말 74 | 남성 비만은 특히 위험하다, 너무 마른 여성도 건강상 좋지 않다 76
제2장 복습 82

제3장 | 반드시 실행할 수 있는 당질 중독 치료법 <지식편>

비만과 당질 중독은 치료법이 거의 같다 85 | 자신의 의지력을 시험할 것이 아니라 행동 수정이 중요 86 | 스트레스 사회에서는 누구나 중독된다는 것을 알아야 한다 88 | 당질 중독에 빠지는 함정은 어디에든 있다 91 | 의지력에 기대면 좋은 결과를 기대할 수 없다 93 | 지식을 무기로 삼으면 당질 중독에서 반드시 벗어날 수 있다 95 | 당질 중독에서 벗어나는 식사법의 두 가지 포인트 97 | 혈당치를 높이지 않는 음식이란 98 | 혈당치를 올리지 않는 식사법이란 100 | 탄수화물은 단독으로 먹지 않는다 102 | 탄수화물은 마지막에 먹는다 104 | 당질이 가득한 환경을 멀리한다 105 | 대체 행동을 활용한다 107 | 게임처럼 만들어 자신에게 보상을 준다 109 | 주체적인 발상이 중요 111 | '먹은 즉시' 운동으로 제거하기 112 | 악성도가 높은 당질에 주의한다 113 | 알코올에는 당질이 전혀 없는 것도 있다 116
제3장 복습 120
[리브레 장착 체험담 ①] 121

제4장 | 당질 중독 치료의 마지막 방법은 다이어트 <실천편>

살을 빼야 하는 기준 129 | 과학적으로 대처하는 두 가지 다이어트법 132 | 당질 섭취량을 줄이는 방법 134 | 혈당치를 낮추는 방법 136 | 매일, 아침 식사 전에 체중을 측정한다 138 | 뇌를 거스르지 않는 6가지 식사법 140 | 요요현상이 나타나도 다시 시작하기 144 | 뇌를 이긴 환자의 예 145 | 살이 빠지면 일어날 긍정적인 면 생각하기 147 | 보상과 격려 148
제4장 복습 151
[리브레 장착 체험담 ②] 152
마키타 의사의 코멘트 157

제5장 | 당질 중독과 몸의 끝없는 싸움

'비만은 만병의 근원'이라는 말을 가볍게 생각하지 말자 161 | 포도당은 혈액도 혈관도 나쁘게 만든다 163 | 당질 과잉 섭취는 당뇨병으로 가는 지름길 164 | 당뇨병에 걸리면 모든 질병에 걸리기 쉽다 167 | 특히 무서운 합병증은 무얼까? 169 | 만성 신장병에 걸려도 그냥 지나친다 173 | 숨어 있는 사망 원인의 최대치는 만성 신장병 175 | 신장 치료에는 특히 의사를 잘 선택해야 한다 177 | 투석을 피할 수 있는 치료법 179 | 혈압을 얕보지 마라 181 | 내장지방으로 인한 염증이 전신에 해를 끼친다 183 | 당질에 의한 질병과 노화를 막기 위해 186
제5장 복습 189

마치면서 / 차원이 다른 건강한 삶으로! 198

나도 모르는 사이에
중증이 되어가는 '당질 중독'

벌써 20년도 더 전의 일입니다. '미국에서는 비만자는 출세하지 못한다'는 것이 일본 언론에서 한창 뜨거운 화제가 되었습니다. "자신의 체중도 관리하지 못하는 사람이 다른 사람을 관리할 수 있겠는가"라며 미국에서는 비만자가 사회적으로 성공하기 힘들다고 합니다. 이론적으로 보면 꽤 설득력이 있는 말로, 실제로 일본 비즈니스계에서도 비만자는 심리적으로 위축되어 있었습니다. 사람들은 비만자들을 '스스로를 관리하지 못하는 인간'이라며 편견을 가지고 바라봅니다.

그러나 나는 이러한 풍조에 이의를 제기합니다. 비만자는 단순히 자신을 통제하지 못해서 많이 먹는 것이 아닙니다. 뇌가 당질 중독에 빠져 당질을 섭취할 수밖에 없는 상황에 놓여 있을 뿐입니다. 그들은 본의 아니게 중독된 피해자들입니다.

여기서 당질이란 단순히 설탕 같은 달콤한 종류만 뜻하는 것이 아닙니다. 비만자를 만드는 당질의 대부분은 밥, 빵, 면류 등 달콤하지 않은 탄수화물입니다.

대부분의 비만자는 밥이나 면류를 상당히 좋아합니다. 그렇기는 해도, 비만한 사람이 이런 것들을 살이 찌도록 먹게 되는 것은 단지 식탐이 강해서가 아니라, 먹을 수밖에 없는 뇌 상태 때문입니다. 누구라도 원해서 살을 찌우는 사람은 없죠.

건강 진단에서는 '대사증후군'을 심각하게 생각합니다. 일본인 남성은 30대부터 살이 찌기 시작해서 중노년이 되면 대체로 대사증후군 증상이 나타납니다. 어쩌면 독자 여러분도 의사에게 "체중을 감량하세요"라는 말을 들었을지도 모르겠네요.

하지만 그런 말을 아무리 많이 들어도 쉽게 줄이지 못하고, 오히려 해마다 체중이 증가하지는 않나요? 혹은 조금 살이 빠졌다가도 다시 금방 요요현상이 나타나지는 않나요?

살을 빼는 것은 왜 이토록 어려운 일일까요?

당신이 미식가이기 때문에?

당신의 의지가 약해서?

아닙니다. 당신이 살이 빠지지 않는다면 그건 당질 중독이기 때문입니다. 중독을 치료하지 않는 한 본질적인 비만을 해소하기란 힘든 일입니다.

젊은 당질 중독은 뚱뚱한 사람만의 문제가 아닙니다.

마르고 젊은 여성 중에도 중증 중독 환자가 많이 있습니다. 그녀들 중에는 편의점에서 산 탄산음료나 주스, 스낵과자를 식사 대용으로 먹는 사람도 있습니다.

그건 어리석기 때문이 아닙니다. 그런 식의 식사를 할 수밖에 없는 뇌 상태 때문입니다.

우리를 둘러싼 사회에는 많은 중독이 존재합니다. 이런 중독은 크게 두 가지로 나눌 수 있습니다. 약물·알코올·니코틴 등의 '물질'을 끊을 수 없게 된 '물질 의존'과, 도박·쇼핑·게임 등의 행동을 끊을 수 없게 되는 '행위 의존'입니다. 뇌가 지배당하고 있기 때문입니다.

지탄을 받을 일은 아니지만 일에 의존하는 '워커홀릭'도 심각한 중독에 해당하죠.

SNS 중독은 앞으로 큰 문제로 발전하겠지만 아직도

제대로 된 해법은 찾지 못하고 있습니다.

그러면 당신이 가장 싫어하는 중독은 무엇인가요?

대부분의 사람에게는 '약물 중독'이 아닐까요? 원래 각성제 같은 약물의 사용은 범죄인데, 합법적인 약품 이라는 말이 이해가 되지 않습니다. 착란 상태에 빠져 자신과 상관없는 사람들을 죽이거나 해치는 사건을 보 면 약물 중독은 그야말로 최악의 상황입니다.

'같은 물질 의존이라 해도 알코올이나 니코틴이라면 용서할 수 있어. 게다가 당질 중독이라니 이건 정말 귀 여운 중독 아닌가.'

혹시 그렇게 생각할지도 모르겠습니다. 그렇다면 인 식을 완전히 바꿔야 할 필요가 있습니다.

당질 중독은 약물 중독처럼 주위 사람에게 피해를 주는 일은 없을지도 모릅니다. 하지만 본인이 전혀 눈 치 채지 못하는 사이에 중증 환자가 되고, 그런 환자가 현대 사회에 넘쳐나고 있으며, 그로 인해 많은 사람이 심각한 병을 얻게 된다는 점이 큰 문제입니다.

이 책에서는 당질 중독이 왜 일어나는지, 얼마나 많은 사람이 이미 중독되어 있는지, 그 이유는 어디에 있는지 에 대해 철저히 파헤치고, 더불어 당질 중독의 무서운 폐해에 대해 의학적인 관점에서 알려드리겠습니다.

물론 당질 중독의 치료 방법에 대해서도 구체적으로 알기 쉽게 설명하겠습니다.

나는 40년 동안 당뇨병 전문의로서 의료 현장을 지키며 총 20만 명 이상의 환자를 진찰해왔습니다. 당뇨병과 당질 섭취는 떼려야 뗄 수 없는 관계이고, 나는 이제 그 누구보다도 당질에 밝은 의사가 되었습니다.

그런 내가 먼저 분명히 밝혀둘 것이 있습니다.

당질은 당신이 생각하고 있는 것보다 훨씬 더 어리석고 무서운 것으로, 당뇨병과 상관이 없는 건강한 사람도 쉽게 당질에 중독될 수 있습니다. 그리고 그로 인해 살이 찌는 것은 물론, 자신도 모르는 사이에 건강을 심각하게 해치게 됩니다.

현대인들이 피하고 싶은 최악의 질병은 암일 것입니다. 이외에도 심근경색이나 뇌졸중, 만성 신장병, 알츠하이머병 등 심각한 질병의 근본적인 원인이 당질 중독이라고 나는 생각합니다.

당질 중독에 대해 알고 자신과 관계되는 일로 받아들이는 것이 현대인의 건강관리에서 가장 중요한 과제라는 점, 강조하는 바입니다.

꼭 필요하지만
해로운 '당질'

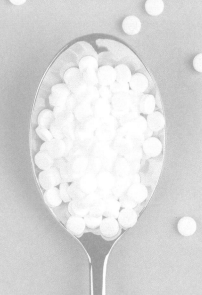

전 세계적으로 급속히 증가하는 비만 인구

2016년, 영국의 일류 의학 잡지 〈란셋The Lancet〉에 비만에 관한 데이터가 공개되었다.

이 데이터에 따르면, 1975년부터 40년간 전 세계 비만자가 급격히 늘어나 그 수가 6억 4,100만 명을 넘었다고 한다. 남녀별로 살펴보면 남성이 2억 6,600만 명이고 여성이 3억 7,500만 명인데, 일본인만 보면 남녀차가 역전되어 남성 비만자가 압도적으로 많다.

비만 진단은 BMI(체질량 지수)라는 세계 공통의 수치에 따라 결정된다. BMI 지수는 아래와 같이 계산한다.

BMI = 체중(킬로그램) ÷ (키[미터] × 키[미터])
예를 들면, 체중 60킬로그램에 키 160센티미터일 경우 BMI 지수는?
60÷(1.6×1.6) = 23.4
일본에서는 이 값이 18.5 이상 25.0 미만이면 '표준 체중'에 속한다.

일본인의 BMI 평균치는 남성 23.8, 여성 22.5이다(15세 이상). 이 수치만 보면 "뭐야, 표준이잖아. 게다가 남자보다 여자가 더 날씬하네"라고 생각할 것이다. 하지만 이것은 이미 경계선인 25.0에 근접해 있는 값이다.

게다가 이 수치는 비만 인구가 적은 젊은 층이 포함된 평균이라는 점을 고려해야 한다. 대체로 20세 전후 시절에는 비교적 날씬하지만 중년에 접어들면서 서서히 체중이 증가한다.

특히 남성의 경우 30대부터 살이 찌기 시작하므로 40~50대가 되어 적정 체중에 속하는 사람은 적다(도표 1 참조). 참고로 BMI 지수가 22일 때 가장 건강한 체중이다. 미용 체중은 BMI 지수가 20으로, 외형이 날씬한 상태를 말한다.

그래도 일본은 아직 괜찮은 편인 데 비해, 비만 대국인 미국에서는 무서운 상황이 일어나고 있다.

미국에 가본 사람이라면 알겠지만 텔레비전을 통해 보는 멋진 배우나 가수, 운동선수 등은 예외의 경우다. 화면 밖의 보통 사람들은 남녀노소 불문하고 비만인 경우가 많고, 게다가 비만의 정도가 상당히 심각하다.

일본에서는 좀처럼 보기 힘들지만, BMI 지수가 40이 넘는 중도 비만자가 미국에는 많다. 그렇다고 해서 "미국인은 정말 성격이 태평스러운가봐"라며 야유할 일이

도표 1. 일본인의 평균 키와 평균 체중

남성				
나이	키(cm)	체중(kg)	BMI	적정 체중 (BMI: 22)
26~29세	171.8	70.4	23.9	64.9
30~39세	171.5	70.0	23.8	64.7
40~49세	171.5	72.8	24.8	64.7
50~59세	169.9	71.0	24.6	63.5
60~69세	167.4	67.3	24.0	61.7
70세 이상	163.1	62.4	23.5	58.5

여성					
나이	키(cm)	체중(kg)	BMI	적정 체중 (BMI: 22)	미용 체중 (BMI: 20)
26~29세	157.9	53.4	21.4	54.9	49.9
30~39세	158.2	54.3	21.7	55.1	50.1
40~49세	158.1	55.6	22.2	55.0	50.0
50~59세	156.9	55.2	22.4	54.2	49.2
60~69세	154.0	54.7	23.1	52.2	47.4
70세 이상	149.4	51.1	22.9	49.1	44.6

(주) 체중의 경우 임산부는 제외

출처: 《2019년 국민건강·영양조사》(후생노동성) 자료에서 발췌

아니다. 미국 사회는 그만큼 당질 중독이 심각하며, 일본도 같은 길을 걷고 있다는 사실을 명심해야 한다.

비만도 당질 중독도 지병이다

비만이 급격하게 증가하는 현상은 미국에서만 나타나는 것이 아니고, 중동이나 아시아의 나라들을 포함해 거의 전 세계에서 같은 현상이 나타나고 있다. 이와 동시에, 비만을 원인으로 하는 질병도 계속 증가하고 있다.

일본인의 사망 원인 1위는 암인 데 비해 미국에서는 심근경색 등 심장 질환으로 사망하는 사람이 가장 많은데, 그 원인은 분명 비만 때문이다.

비만이 가장 큰 원인이 되는 질환은 심장병만이 아니다. 내 전문 진료 과목인 당뇨병을 비롯해서 고혈압, 만성 신장병, 뇌졸중, 암, 알츠하이머병 등 무서운 병은 모두 비만과 관련되어 있다.

또 신종 코로나바이러스 감염증이 중증화되는 큰 요

인 중 하나가 비만인 것은 분명하다. 젊은 나이에 사망한 환자 중에서 '지병 없음'인 경우에도 비만자는 많았다. **비만은 지병이라는 인식을 반드시 가져야 한다.**

물론 이런 사태에 이르기까지 전 세계 의료 관계자들이 방관한 채 그냥 보고만 있었던 것은 아니다. 어떻게든 비만자를 줄이기 위해 많은 나라에서 계몽 활동이 이루어지고 있지만 효과를 거의 거두지 못하고 있다. 왜 그럴까. 이유는 지도 방법이 잘못되었기 때문이다.

살이 찐 사람들은 분명 자기 손으로 음식을 입에 넣고 스스로 씹고 삼킨 결과 살이 찐 것이다. 싫어하는데 누군가가 억지로 음식을 입에 집어넣었기 때문에 살이 찐 것이 아니다.

그런데 본인이 기쁜 마음으로 먹고 있는가 하면 그것도 아니다. 싫은데도 사실은 자신의 뇌가 "먹어, 먹어"라며 억지로 먹게 한 것이다.

앞에서 나는 '비만은 지병'이라는 인식의 필요성을 언급했는데, 더 깊이 파고들면 **'당질 중독은 심각한 지병'**이라고 생각할 수 있다. 본인과 진료하는 의사가 이런 점을 제대로 이해하지 못하면 근본적인 비만 치료를 하기는 정말 어렵다.

의사도 모르는
비만의 원인

건강 검진에서 '대사증후군'으로 판정되면 "체중을 감량하세요"라고 한다. 그리고 그 방법으로 '배부르지 않게 먹으려고 노력하라', '야식을 끊어라', '운동을 하라', '계단을 이용하라' 등의 말을 귀에 못이 박힐 정도로 많이 들었을 것이다.

이때, 이런 식으로 지도하는 의료 관계자는 두 가지 착각을 하고 있을 가능성이 있다.

첫째, 비만을 섭취 칼로리와 소비 칼로리의 계산으로만 생각하는 '칼로리 신화'에 속고 있다는 점이다. 이런 사고로 비만을 해결하려면 먹는 양을 줄이거나 심한 운동을 해야 한다. 세부적인 내용은 뒤에서 언급하겠지만 살찌는 이유는 칼로리가 높은 음식 때문이 아니라 당질 때문이다.

둘째, 비만은 의지의 문제라고 생각한다는 점이다.

'살이 찌는 이유는 과식 때문이니까 먹는 양만 조절하면 돼. 살이 안 빠지는 것은 제대로 실행하지 못하고 의지가 약하기 때문이야'라며 드러내놓고 말하지는 않지만 마음속으로는 확신하고 있는 것이다.

이것이 가장 큰 문제다. 비만은 당질 중독이 원인이며 의지와는 관계없다. 또 타고난 체질과도 관계없다.

분명히 말하건대 당질뿐만 아니라 어떤 중독도 처음부터 병이 되지는 않는다. 어떤 계기로 중독 상태가 되었지만, 본인은 거기서 벗어나기를 원한다. 그렇다면 그 방법을 찾기만 하면 된다. 절망할 필요가 없다.

내 환자 중에 50대 대학교수가 있다. 그는 심각한 당질 중독으로 인해 당뇨병에 걸린 후에야 우리 병원에 왔다. 초진 시의 체중은 160센티미터의 키에 120.5킬로그램이었는데, 130킬로그램까지 올라간 적도 있다고 한다.

이런 상태의 비만을 어떻게든 벗어나고 싶어 대학 내 산업의(직원의 건강관리를 담당하는 의사-옮긴이)에게 상담했다. 그런데 "그 정도로 살이 찐 건 뇌의 질병 때문이니까 정신과 진찰을 받아보세요"라는 말을 들었다고 한다.

아직 경력이 별로 없는 여의사였는데, 배려심이라고는 찾아볼 수 없는 태도에 그는 심하게 상처를 받았고, 결국 직장인 대학을 그만두기로 결심했다고 한다. 너무 안타까운 얘기다.

비만이 뇌의 문제라고는 해도 정신과로 보내서 해결할 수 있는 일은 아니다. 당질 중독을 어떻게 치료해나갈지에 대해 의사로서 진지한 조언을 해주어야 하는데 애초에 그런 지식도 없었던 모양이다.

일본에는 심각할 정도로 살이 찐 사람이 흔하지 않기 때문에 '비만 왕따'가 되기 쉬운데, 보통 사람들은 상상도 하지 못할 정도로 그들은 엄청나게 고통을 받고 있다.

하지만 누구든 그 교수처럼 살이 찔 수 있다는 것을 알아야 한다. 왜냐하면 당질 중독은 의지의 문제가 아니고, 선천적으로 타고난 병도 아니기 때문이다. 단지 원인 물질이 곳곳에 흘러넘치는 데서 기인하는 지극히 익숙한 사회 문제일 뿐이다.

당질이란 무엇인가를 이해하면 체중을 쉽게 뺄 수 있다

비만 치료가 쉽지 않다는 것은 조언을 해주는 의료

진 본인이 살이 찐 경우가 많다는 사실만 생각해도 알
수 있다. 특히 업무 중에는 앉아 있는 경우가 많은 내
과 의사에게 비만 증상이 눈에 띄게 나타난다.

당뇨병을 전문으로 하는 나도 내과 의사이지만 사실
'자기 체중도 관리하지 못하는 의사의 말에 환자가 진
지하게 귀를 기울여줄 리가 없다'고 생각하기 때문에
살이 찌지 않도록 신경을 쓰고 있다. 구체적으로는 나
의 정상적인 체중을 57.5킬로그램으로 정해서 매일 체
중을 재고 유지하기 위해 애를 쓰고 있다. 사실 '살이
찌고 빠지는 것'의 본질을 이해하고 있는 나로서는 체
중 관리가 그다지 어려운 일은 아니다.

거듭 반복하지만 정말 중요한 사실은, 비만의 원인
은 당질 중독이라는 질병 때문이라는 것이다. '자기 통
제를 하지 못하고 과식하는 사람'이 비만이 된다고 알
고 있는 한, 체중 조절을 하기는 어렵다.

뇌가 밥이나 면류 같은 탄수화물, 달콤한 청량음료,
스낵과자 등의 당질을 섭취하지 않고는 못 견디는 '중
독 상태'가 되었기 때문에 살이 쪘다는 인식을 갖지 않
으면 비만 상태에서 벗어날 수가 없다.

말하자면, **당질이란 무엇인가를 이해하고 적절하게 섭취**

하면 체중을 아주 쉽게 조절할 수 있다. 나 자신은 물론 내 환자들도 그렇게 할 수 있다.

달콤한 맛이 나는 것도 아닌데 탄수화물이 왜 해로우며 비만의 근원이 되는 걸까. 당질과 비만의 메커니즘에 대해서는 다음 장에서 자세하게 살펴보자.

채소 주스나 과일 주스도 몸속에서 나쁜 작용을 한다

"아침 식사 대용으로 채소 주스를 마시는데, 출근길에 전철 안에서 속이 울렁거리는 일이 자주 있어요."

"점심을 먹고 나면 졸려서 도무지 일을 할 수가 없어요. 너무 많이 먹지 않으려고 메밀국수로 가볍게 때우는데도 졸리기는 마찬가지예요."

"배가 금방 꺼져요. 큰 공깃밥으로 주문해서 든든하게 먹는데도 2시간만 지나면 다시 식욕이 당겨서 미치겠어요."

환자들에게서 이런 이야기를 많이 듣는데, 당질 중독의 전형적인 증상이다.

밥은 물론, 건강에 정말 좋다고 하는 채소 주스나 과일 주스, 메밀국수에 많이 들어 있는 당질이 몸속에서 나쁜 작용을 한다. 그 결과 당질을 더욱더 섭취하지 않을 수 없는 상태가 되어버린다.

당질 중독을 이해하는 키워드는 '혈당치'다. 독자 여러분도 건강 진단을 통해 혈당치를 측정해보았을 것이다. 여기에 소개한 것과 같은 증상이 나타날 경우, 그들의 혈당치는 제트 코스터처럼 급격한 '상승과 하강'을 일으킨다.

예를 들어, '채소를 이 정도 먹으면 하루분 비타민 섭취량으로 충분하다'며 선전하는 채소 주스에는 사실상 당질이 엄청나게 들어 있다. 일어나자마자 공복 시에는 혈당이 내려가 있는데 이런 상태에서 당질이 잔뜩 들어 있는 주스를 마시면 혈당이 급격하게 올라가기 마련이다.

혈당치가 내려가 있을 때는 멍한 상태였다가, 상승하면 일시적으로 기운이 확 솟는다. 그래서 주스를 마신 후 일시적으로 기운이 솟으면 '역시 아침에는 이런 주스가 딱 좋아!'라고 착각하는 것이다.

그런데 혈당치가 너무 올라가면 혼절해서 사망할 수

도표 2. 저혈당 증상

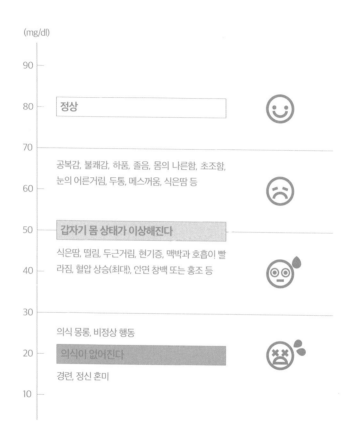

(mg/dl)

- 90
- 80 정상 ☺
- 70
- 60 공복감, 불쾌감, 하품, 졸음, 몸의 나른함, 초조함, 눈의 어른거림, 두통, 메스꺼움, 식은땀 등
- 50 갑자기 몸 상태가 이상해진다
- 40 식은땀, 떨림, 두근거림, 현기증, 맥박과 호흡이 빨라짐, 혈압 상승(최대), 안면 창백 또는 홍조 등
- 30
- 20 의식 몽롱, 비정상 행동 / 의식이 없어진다 / 경련, 정신 혼미
- 10

참고: 아크레이(주) 팸플릿(감수 미나미 마사에(南昌江) 내과 병원 원장 미나미 마사에)

있기 때문에, 췌장에서 인슐린이라는 호르몬을 내보내 올라간 혈당치를 낮춰준다. 우리 몸은 그렇게 만들어져 있다. 이때 혈당치가 너무 급격하게 오르면 인슐린도 급하게 대량으로 분비되므로 혈당치가 급격하게 떨어진다.

혈당치가 크게 내려가 70(단위는 mg/dl, 이하 생략) 이하가 되면 두근거림, 메스꺼움, 초조함, 졸음, 강한 공복감, 현기증 등의 불쾌한 증상이 나타난다. 그러면 뇌는 '다시 혈당치를 올리고 싶다'고 생각하고 당질을 섭취하도록 몸에 명령하고, 뇌가 생각하는 대로 다시 당질을 섭취해버리는 것이다(도표 2 참조).

실제로 업무 중에 졸음이 쏟아지면 에너지 음료나 캔 커피, 탄산음료를 마시는 사람이 많은데, 그로 인해 떨어졌던 혈당치가 다시 급격하게 올라가기 때문에 순간적으로 상쾌한 기분이 된다. 하지만 급격하게 올라간 혈당치는 인슐린이 대량 분비되면 다시 급격하게 내려간다. 몸속에서 이런 상황이 반복되고 있는 것이 현실이다.

다소 거친 표현이지만, 뇌 속에서 "약발이 떨어졌어. 더 보내줘"라는 명령을 내리는 셈이다. 말하자면 중독되었다는 뜻이다.

물론, 당질을 전혀 섭취하지 말라는 뜻이 아니다. 즉시 에너지로 변환되는 당질을 필요한 양만큼 섭취하는 것은 업무를 잘 처리하기 위해서도 중요하다. 하지만 많은 사람이 '필요'한 것보다 훨씬 많은 양을 섭취해서 혈당치를 급상승시키고, 이후 혈당치가 급강하되어 또다시 당질을 원하게 되는 악순환의 중독 상태에 빠지는 것이 문제다. 이러한 무서운 메커니즘에 대해서는 다음 장에서 더 자세히 살펴보기로 한다.

자신의 혈당치가
어떻게 변하는지 모른다면
심각한 사태

내 전공 진료 과목인 당뇨병은 혈당치를 기준으로 진단이 내려진다.

공복 혈당치나 당화혈색소(헤모글로빈에 포도당이 붙어 있는 것) 수치에 이상이 있으면 포도당의 대사 능력을 알아보는 당부하 검사glucose tolerance test라는 자세한 검사를 실시해서 그 결과로 확정한다(자세한 내용은 59~61쪽 참조).

다만, 혈당치의 변동은 당뇨병 환자에만 국한된 것이 아니라 건강한 사람에게도 일상적으로 일어나는 일이다. 물론 당질을 섭취하면 혈당치가 올라가고, 스트레스만 받아도 상승한다. 우리의 혈당치는 수시로 오르락내리락하는데, 이것은 필요에 따른 몸의 반응이라고 할 수 있다.

이처럼 혈당치는 70(공복 혈당)~140(식후 혈당)의 범위 내에서 조절되는 것이 이상적이다. 변동의 폭이 크면 혈관을 손상시키고 우리 몸의 각 부분을 악화시켜, 자연히 당질 중독이나 비만으로 이어지게 된다.

그런데 **자신의 혈당치가 어떻게 변하는지 대부분의 사람은 파악하지 못하고 있다.**

직장이나 지역 건강 검진에서도 '공복 혈당치'를 측정해주므로 독자 여러분도 어느 정도인지는 파악하고 있을 것이다. 그런데 그 수치가 '정상 범위 내에 있으니 괜찮다'고 믿고 있는 건 아닐까? 하지만 이는 **'검사할 당시에는 정상 수치 범위 내'**였을 뿐이다. 어쩌면 심한 상승과 하락을 반복하고 있을지도 모른다.

실제로 연속혈당측정기를 사용해서 24시간의 혈당치를 측정해보면 놀라운 결과가 나온다. 건강 검진에서 아무런 이상 상태를 지적받지 않은 젊은이가 연속혈당측정기로 측정하면 식후 혈당치가 180이 넘는 경우도 많이 있다. 매 순간 측정해보지 않는 한 알 수가 없다.

나도 모르는 사이에 혈당치가 격렬한 상승과 하강을 반복하고 있는데, 말하자면 심각한 당질 중독에 빠져 있는데도 '나는 건강하다'고 생각하는 사람이 많다.

탄수화물은 당질 덩어리

영양학에서는 탄수화물, 단백질, 지질을 '3대 영양소'라고 한다. 여기에 비타민, 미네랄을 더하면 '5대 영양소'가 된다.

탄수화물은 밥이나 빵, 면류, 소위 말하는 '주식'으로, 이 탄수화물이야말로 바로 당질 중독을 일으키는 가장 큰 원인이다.

정확하게 분석하면 탄수화물은 '당질+식이섬유'로 이루어지는데 당질이 대부분이다.

예를 들면 쌀을 살펴보자.

《일본 식품 표준 성분표 2015년판(7차 개정)》에 따르면, 정제한 백미에 비해 현미가 식이섬유 함량이 많기는 하지만 100그램당 겨우 3.0그램인 데 비해, 당질은 74.3그램이나 된다(곡류, 도표 3 참조). 현미가 건강에 좋다고 알려져 있지만 사실은 거의 '당질 덩어리'라는 것을 먼저 기억해야 한다.

탄수화물이 당질 덩어리라는 것은 우리의 소화, 흡수 과정을 봐도 알 수 있다.

탄수화물은 단당류, 이당류, 다당류로 분류한다.

밥, 면류 등의 탄수화물은 '다당류'라고 하며, 이것은 3개 이상의 단당류(포도당, 과당 등)가 결합된 구조로 되어 있다.

'이당류'인 설탕(자당)은 단당류 2개(포도당+과당)가 결합되어 있다.

다당류든 단당류든 소화되면 분해되어 낱개의 포도당이 된다(과당도 결국 간에서 포도당으로 전환된다). 그리고 이 포도당이 소장에서 혈액으로 흡수되어 혈당치가

도표 3. 쌀에 들어 있는 탄수화물 등

| 곡류 | 식용 가능 부분 100g당 | | | | |
| | 탄수화물 | 이용 가능 탄수화물 (단당 당량) | 식이섬유 | | |
			수용성	불용성	총량
식품명	g	g	g	g	g
[쌀류]					
현미	74.3	(78.4)	0.7	2.3	3.0
반도미	75.9	(81.5)	0.4	1.0	1.4
칠분도미	76.6	(83.3)	0.2	0.7	0.9
정백미	77.6	(83.1)	Tr	0.5	0.5
[밥류]					
현미	35.6	(35.1)	0.2	1.2	1.4
반도미	36.4	(36.8)	0.2	0.6	0.8
질분도미	36.7	(36.8)	0.1	0.4	0.5
정백미	37.1	(38.1)	0	0.3	0.3

참고:《일본 식품 표준 성분표 2015년판(7차 개정)》

올라간다.

즉, 밥이든 설탕이든 몸에는 결국 같은 것이다.

참고로 우동 한 그릇에는 약 57그램의 당질이 들어 있다. 우동으로 가볍게 끼니를 때운다고 생각하지만 실제로는 각설탕 14개를 먹는 셈이다.

탄수화물만 먹는 식사법은 위험하다.
부족한 지식이 당질 중독을 악화시킨다

제3장에서 자세히 설명하겠지만, 탄수화물을 지질이나 단백질 등과 함께 먹으면 혈당치가 천천히 올라간다. 즉, 같은 양의 밥을 한 그릇 먹을 때 밥 위에 김가루만 뿌려 먹는 것보다 구운 삼겹살을 곁들여 먹는 것이 좋다.

마찬가지로 우동이나 국수를 먹는다면, 다른 건더기 없이 장국만 부어 만든 '가케우동'이나 장국에 찍어 먹는 '메밀국수'는 혈당치를 가장 쉽게 올리는, 즉 당질 중독에 걸리기 쉬운 식사법이다. 당질 중독에 걸리기 쉽다는 것은 살이 찌기 쉽다는 뜻과 같다고 할 수 있는데, 대부분의 사람들은 이와 반대로 생각한다.

"가케우동이나 메밀국수는 칼로리가 적어서 살이 안 찔 거야."

"건강을 생각해서 속이 더부룩해지는 기름기 있는 음식은 먹지 말아야지."

이렇게 생각하면서 특히 바쁜 업무 사이에 먹는 점심을 면류나 삼각김밥, 햄버거 등으로 간단히 때우는 사람들이 많다. 그 결과, 혈당치가 급상승과 급강하를 일으키면서 '오후에는 너무 졸려서 참기 힘든' 상황이 되는 것이다.

탄수화물에 치우친 식사로 인해 많은 사람이 자신도 모르는 사이에 당질 중독에 빠져 건강을 해치고, 일의 능률을 저하시키고 있다.

당신을 이런 상태에서 벗어나게 하는 것은 올바른 지식뿐이다.

당질을 다량 섭취하는 것은 DNA를 거스르는 행위

일반적으로 성실하게 사는 사람들은 중독성이 있는 불법 약물 따위에 손을 대지 않는다. 합법적인 담배도 되도록이면 끊는 것이 좋다. 원래 불법 약물이나 담배는 살아가는 데 반드시 필요한 것이 아니므로 '중독되지 않기'란 별로 어려운 일이 아니다. 처음부터 상관없이 살면 된다.

그런데 당질은 그럴 수가 없다. 우리 몸은 일정량의

당질을 필요로 한다. 생화학 교과서에는 '당질은 자연계에 가장 풍부하게 존재하는 유기분자다'라고 설명되어 있다. 당질은 대부분의 생물이 섭취하는 식사에 들어 있는 에너지원으로, 생명을 유지하기 위한 중요한 역할을 담당한다.

우리 인간에게도 당질은 필수적으로 필요하며, 전혀 섭취하지 않을 수는 없다.

약 250만 년 전 호모 하빌리스가 탄생한 후 인류는 줄곧 사냥과 채집으로 식량을 확보해왔다. 실제로 인류는 10만 세대가 넘도록 나무 열매와 산나물, 물고기, 그리고 가끔씩 잡히는 짐승의 고기를 먹으면서 목숨을 유지해왔다.

이 말은 사냥과 채집으로 확보한 식량에 인류에게 필요한 양의 당질이 포함되어 있다는 뜻이다.

사냥과 채집 생활을 하던 인류가 농경 사회로 전환한 것은 약 1만 년 전에 불과하다. 인류의 오랜 역사에서 생각해보면 쌀이나 밀가루를 먹기 시작한 것은 최근의 일로, 약 600세대에 거쳐 농경 생활을 해왔을 뿐이다.

농경 생활을 하면서 안정적인 식량 확보가 가능해지

고 세계 인구가 늘어난 것은 사실이다. 특히 에너지원인 탄수화물은 환영받는 영양소가 되었을 것이다.

하지만 농경 시절과 달리 지금의 우리 몸은 그렇게 많은 당질이 필요하지 않다. 현대 생활에서 우리가 섭취하는 식사는 사실상 DNA를 거스르고 있다.

쌀이나 밀 같은 탄수화물을 많이 재배할 수 있는 농경 기술을 얻게 된 순간부터 이미 당질 중독의 씨앗이 뿌려진 셈이다.

탄수화물과 설탕이 뇌에 각인시킨 것

이탈리아인이 파스타를 각별히 사랑하듯이 일본인들은 흰 밥을 아주 좋아한다. 우리의 먼 조상들은 파스타나 밥을 먹은 적이 없지만, 많은 사람이 '일본인들은 먼 옛날부터 줄곧 밥을 먹어왔다'고 생각한다.

많은 일본인에게 쌀은 절대적인 것이며 '한 알도 낭비하지 않고 밥을 먹을 수 있는 것이 행복하다'고 부모에게 그리고 학교에서 배워왔다. 나도 그랬지만 한창

자랄 무렵에는 에너지 소비량이 상당하기 때문에 살이 찌지 않았다. 그렇게 많은 양의 탄수화물을 먹으면서 성장하는 동안 '탄수화물은 맛있다'라는 기억이 뇌에 확실하게 새겨졌을 것이다.

이것은 나의 경우에만 그런 것이 아니고 일본인만 그런 것도 아니다. 농경 기술이 발달하고 다양한 탄수화물 식품이 널리 보급되어 주식이 되면서 전 세계 사람들의 뇌에 비슷한 기억으로 새겨졌을 것이다.

게다가 18세기에 영국에서 일어난 산업혁명을 거치면서 정제된 설탕이 유통되기 시작하자 인류의 뇌에는 '달콤한 것은 맛있다'라는 기억이 더욱 강해졌다.

이런 흐름에 따라 인간의 먹거리가 변화하면서 현대인은 엉뚱한 지점에 도착해버렸다.

식품업계는 돈을 벌고, 우리의 뇌는 지배받는다

과거 우리의 먼 조상들은 살아가기 위한 먹거리를 스스로 조달했다. 넉넉하게 마련할 수 있는 사람이 다른 사람들에게 나누어준다고 해도 그것은 작은 커뮤니티 내에 한정된 것이었다.

그런데 '음식을 만들어서 파는 행위'가 사업이 되면서 상황이 달라지기 시작했다. 인간의 최대 욕구인 '식욕'에 호소하면서 식품업계는 불특정 다수를 대상으로 엄청난 성장을 이어갔다.

식품업계가 돈을 벌기 위해서는 가능한 한 많은 사람이 자사의 상품을 반복해서 구매해야 한다. 그래서 식품업계는 사람들이 '또 먹고 싶다'는 생각이 드는 상품을 계속해서 개발해왔다.

물론 그 자체가 나쁜 것은 아니다. 예를 들어 의류업계라면, 사람들이 '입고 싶다'는 생각이 들 정도로 멋진 옷을 만드는 것이 당연하다.

이와 같은 당연한 기업 원리에 따라, 미국을 중심으로 머리가 좋은 일부 대기업 식품업계가 사람들이 지속적으로 먹고 싶어 하는 음식에 대해 연구를 지속했다. 이렇게 해서 도달한 것이 '지복점'이다.

지복점이란 말 그대로 소비자의 선호도에서 만족도가 가장 높은 '소비점', 즉 '최상의 행복을 느끼는 지점'을 의미한다.

앞에서 말했듯이 혈당치가 올라가면 기분이 좋을 때 분비되는 세로토닌이 증가하므로 사람은 순간적으로 들뜨면서 쾌감을 느끼게 된다. 컨디션 자체가 좋아지는 것이 아니라, 뇌가 '기분이 좋다'라고 느끼는 것이다. 이것이 바로 지복점이다.

지복점을 기억한 뇌는 '또 기분이 좋아지고 싶어'라며 반복적으로 요구한다. 말하자면 뇌가 지배당한 것이다.

지복점까지 혈당이 상승하는 식품을 만들면 사람들은 '더 먹고 싶다'고 생각하면서 상품을 구매하게 된다. 청량 음료수 제조회사는 당질을 얼마만큼 섞어야 그런 기분을 느낄 수 있는지 연구하고 있다.

참고로 500밀리리터의 코카콜라 1병에는 56.5그램(각설탕 14.1개 분량)의 당질이 들어 있다. 여기서 코카콜라만 비난의 대상으로 삼을 생각은 없다. 상품의 성분 표시를 조사해보면 알겠지만 대부분의 청량 음료수는 모두 비슷하다(63쪽 도표 8 참조).

지복점에 착안해서 만들어진 식품은 당신을 순간적으로 행복하게 만들어준다. 하지만 그 짧은 순간 때문에 큰 것을 잃게 된다는 것을 명심해야 한다.

현대 사회에서는
중독이 안 되는 게 더 어렵다

중독은 의학 용어로는 '의존증'이라고 한다.

의존증에는 약물, 당질, 알코올 등 '특정한 물질을 포기하지 못하는' 물질 의존과, 쇼핑이나 인터넷, 도박 등 '행위를 포기하지 못하는' 행위 의존이 있다. 이 두 가지 의존은 '뇌가 쾌감을 잊지 못한다'는 같은 뿌리를 가지고 있다.

애플의 창업자 스티브 잡스는 자신의 아이에게 아이패드를 사용하지 못하게 했다고 한다. 전 세계 고객이 아이패드에 열중하는 이유가 중독성 때문이라는 것을 잘 알고 있었기 때문일 것이다.

나는 그가 처음부터 악의적으로 그런 점을 노리고 있었다고는 생각하지 않는다. 하지만 사람들의 요구를 잘 파악해서 엄청나게 매력적으로 만들면 거기에 중독성이 생기는 것이 사실이다.

우리 주위는 탄산음료뿐 아니라 '매력적으로 만들기 위해 당질을 너무 많이 넣은' 식품들로 넘쳐난다. 주스류, 캔커피, 스포츠 드링크 등의 음료는 물론 고형 음식물도 당질 덩어리다.

편의점을 살짝 들여다보면 삼각김밥, 단팥빵, 케이크, 스낵과자, 컵라면 등 당질 덩어리라고 하기에 걸맞은 식품들이 즐비하게 늘어서 있다.

이런 환경에서 당질에 중독되지 않은 상태로 있기란 쉬운 일이 아니다. 의식하지 않고 먹다 보면 대부분 중독에 빠진다.

담배나 알코올의 경우에는 '적당히 해야지'라는 생각을 한 후에 피우거나 섭취한다. 이와 달리 당질의 경우 대체로 자신이 맛있다고 느끼는 것을 먹으면 심한 중독이 되는 경우가 많다.

당질 중독의 문제점은 바로 여기에 있다.

예를 들어, '라면 왕'으로 불리는 각지의 명품 라면을 먹으러 돌아다니는 사람들이 있다. 그들도 처음에는 즐거운 마음으로 먹기 시작했겠지만 결국 당질에 완전히 중독되었을 것이다.

게다가 현대 사회는 그런 맛있는 음식을 거의 시간에 구애 받음 없이 확보할 수 있도록 준비되어 있다.

누구라도 아주 쉽게 맛있는 음식을 구할 수 있으므로 특별히 중독이 될 것이라는 사실을 깨닫지 못하고 위기감도 느끼지 못한다. 그래서 많은 사람이 중증이 될 때까지 방치하게 되는 것이 당질 중독이다.

'두뇌 회전을 위해 당질이 필요하다'는 말은 악마의 거짓말

'두뇌 회전을 위해' 당질을 섭취한다는 말이 유행한 적이 있다. 회의할 때 피곤하면 '당분을 충전하지 않으면 머리가 제대로 돌아가지 않는다'며 사탕을 입에 물고 있거나 약국에서 포도당 정제를 구입하기도 한다.

지금도 이런 말을 믿고 뇌의 기능을 끌어올리겠다며 부지런히 단것을 섭취하는 사람이 있다. 그런 사소한 행동이 결과적으로 뇌를 당질 중독으로 만들어버리기 때문에 이는 그냥 넘길 수 있는 일이 아니다.

하지만 보통 사람들이 그런 실수를 저지르는 것도 무리가 아니다. 의료 관계자들조차 '당질을 제한하면 뇌에 좋지 않다' 따위의 말이 안 되는 소리를 하는 사람이 많다.

그 이유로 그들이 주장하는 것은 '뇌는 포도당만 에너지원으로 사용한다'는 것이다. 하지만 생화학 교과서라고 할 수 있는 《데블린 생화학Devlin Biochemistry》에는 분명 다음과 같은 내용이 나온다.

— 뇌의 에너지원은 일반적으로 포도당뿐이다. 포도당이 부족하면 단백질이나 지방에서 분해된 아미노산이나 글리세롤로부터 포도당을 만들어내는데('포도당신생 합성'), 이 과정을 통해 혈당치가 유지된다. 하지만 단식이 계속되면 혈액 속에 케톤체가 상승함으로써 뇌는 포도당 대신 케톤체를 에너지원으로 사용하게 된다. —

일반적으로 식사를 할 때 뇌는 포도당을 에너지원으로 사용한다. 성인의 경우 하루에 414킬로칼로리kcal라는 많은 에너지를 포도당에서 공급받는다. 하지만 단식이 6주 동안 지속되면 지방이 분해되어 생성되는 케톤체라는 물질을 에너지원으로 이용한다.

결론적으로 포도당이 부족하다고 해서 두뇌 회전이 어려워지지는 않는다.

생화학을 제대로 이해하면 '당질 제한은 뇌에 좋지 않다'라는 어이없는 결론에 이르지 않는다. 당질을 많이 섭취하면 오히려 뇌가 중독되어버린다.

만약 당신이 머리를 쓰는 일을 할 때 단것을 먹는 습

관이 있다면 한시라도 빨리 그 습관을 버려야 한다.

"안 돼요, 정말로 단것을 먹어야 두뇌 회전이 잘 되거든요"라고 하는 사람은 사고 순서가 잘못되었다. 그건 이미 당질에 중독되어 있다는 뜻이다. 중독되었기 때문에 당질이 부족하면 짜증이 나고 집중력이 떨어진다는 사실부터 이해하고 근본적인 해결책을 생각해야 한다.

제1장 복습

- 비만과 당질 중독 모두 지병이라는 인식을 반드시 가져야 한다.
- 우리를 살찌게 하는 것은 칼로리가 아니라 당질이다.
- 비만은 당질 중독이 원인이며, 의지나 체질과는 상관없다.
- 당질이 무엇인지를 제대로 이해하고 적절하게 섭취하면 체중도 아주 쉽게 뺄 수 있다.
- 채소 주스나 과일 주스는 몸 안에서 나쁜 작용을 한다.
- 탄수화물이 바로 당질 중독을 일으키는 주요 원인이다.
- 지복점을 기억하고 있는 뇌는 당질에 지배당한 것이다.
- 의식하고 있지 않으면 대부분의 사람은 쉽게 당질 중독에 빠지게 된다.
- 포도당이 부족하다고 해서 두뇌 회전이 제대로 되지 않는 일은 없다.

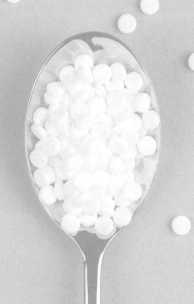

2장

당질을
끊지 못하는 이유

당질은 섭취할수록
더 갈망하게 된다

당질 중독을 한마디로 설명하면 '탄수화물(당질) 섭취를 끊을 수 없는 상태'라고 정의할 수 있다.

당질뿐만 아니라 도박이든 알코올이든 자기 통제가 되지 않아 '끊을 수 없는' 상태가 되면 중독이 된 것이다.

이러한 인간의 중독 경향은 여러 가지 비즈니스에 이용된다. 중독은 '스스로 그런 곳에 떨어진' 것인데 떨어진 구멍은 스스로 판 것이 아니라 다른 누군가가 준비한 경우가 대부분이다.

비즈니스에 이용되는 의존증에 관한 책《멈추지 못하는 사람들》에서 저자 애덤 알터Adam Alter는 '좋아한다'는 것과 '갖고 싶다'는 것은 다르다고 말한다. 의존 대상은 심리적 괴로움을 일시적으로는 치유해주지만 그것이 곧 지속적인 고통으로 바뀌게 된다고 했다.

탄수화물에 대해서도 '좋아하는 것'으로 그치면 그래도 괜찮다. 일본인이라면 갓 지은 흰 쌀밥을 당연히 좋아한다. 나는 라면도 스시도 아주 좋아해서 가끔 먹는데 '오늘은 안 먹어야지'라고 생각하면 먹지 않는다.

이것이 좋아하는 사람의 태도다.

하지만 '정말 먹고 싶다'는 마음이 들면 이야기가 달라진다. 갈망하는 마음을 동반해서 참을 수 없게 되고 먹고 싶어져서 '안 먹어야지'라는 생각이 효과가 없다. 이렇게 되면 좋아하는 것도 고통을 낳는 대상이 되어버린다.

일반적으로는 어떤 것을 너무 많이 먹으면 더 이상 먹고 싶은 생각이 들지 않는다. 예를 들어, 기름진 식사를 계속하면 초무침 같은 깔끔한 맛이 나는 걸 먹고 싶어진다.

하지만 당질의 경우, 먹을수록 더 먹고 싶은 갈증으로 이어진다. 먹을수록 뇌가 중독되어 '더욱더' 먹고 싶은 상태가 되기 때문이다.

단백질이나 지질은 그렇지 않은데 당질은 섭취할수록 중독이 되는 것은 오래전 조상들의 DNA 때문이다.

당질은 에너지원이므로 우리 뇌에는 애초에 '당질을 섭취하라'는 명령을 내리는 시스템이 갖춰져 있다. 하지만 이는 사냥이나 채집으로 살아갈 때 필요했던 시스템이다. 당시에는 당질을 겨우 섭취할 수 있었기 때문인데, 지금은 이런 시스템을 작동시키지 않는 것이 좋은 구조다.

　자세한 내용은 뒤에서 살펴보겠지만 여기에는 '보상계'라는 호르몬이 관여한다. 처음에는 찹쌀떡 하나로, 혹은 라면 한 그릇으로 행복한 기분이 될 수 있었는데 점점 뇌가 요구하는 양이 늘어나면서 한 개 먹던 찹쌀떡을 두 개 먹어야 하고, 한 그릇 먹던 라면을 두 그릇 먹어야 보상을 받았다는 행복감을 느낄 수 있게 된다.

　어떤 종류의 중독도 중증이 될수록 벗어나기 힘들어지고 고통도 깊어진다는 사실을 잊지 않았으면 한다.

시작은 문득 집어든 과자 한 봉지

　내가 업무와 관련하여 알게 된 50대 여성의 실제 사례를 소개한다. 여기서는 A씨라고 해두겠다.

　A씨는 유명 대학을 졸업한 뒤 직장생활을 거쳐 독립했다. 지금은 편집 프로덕션의 경영자로서 충분한 수입을 얻고 있다.

　업무는 원고 정리를 비롯해서 앉아서 하는 업무가

많고, 근무 시간이 불규칙적이며 스트레스도 제법 쌓이는 것 같았다. 그런 A씨의 기분 전환 방법 중 하나가 일하는 동안 간식을 먹는 것이었다. 원래 음식에 대한 집착이 강했던 A씨는 처음에는 전통 있는 화과자나 백화점 지하 식료품 매장에서 구입한 케이크 같은 걸 먹었다. 그런데 편의점에서 문득 봉지 과자를 집어든 뒤부터 이 과자를 손에서 놓을 수 없게 되었다.

"예전에는 건강에 해롭다고 생각해서 그런 건 절대 안 먹었는데 지금은 하루에 두 봉지 정도 먹어요. 혹시 당질 중독에 걸린 걸까요?"

A씨의 불안은 적중했다. 당질 중독이 분명했다.

A씨는 최근 몇 년 사이에 체중도 많이 늘어나는 바람에, 건강 문제나 외모에 상당히 신경을 쓰고 있다. 그렇게 신경을 쓰면서도 여전히 봉지 과자를 포기하지 못하고 있다.

왜 그렇게 되어버렸을까. 계기는 아주 사소한데, 기분 전환용 간식 때문이었다.

좋아하는 화과자나 케이크도 가끔 먹으면 문제없겠지만, A씨는 매일 계속해서 먹는다. 그렇게 먹는 동안에 '더, 더 먹고 싶어'가 시작된다. 그러면 '좋아하는 화

과자를 먹고 싶다'는 것을 넘어 '당질을 섭취하고 싶다'는 갈증에 사로잡혀 '이제 봉지 과자든 뭐든 다 좋아'라고 생각해버린다.

비워진 과자 봉지를 보고 A씨는 스스로를 통제하지 못한 자신을 "왜 이렇게 의지가 약할까. 한심해"라며 탓하는 것 같다.

하지만 그것은 잘못된 생각이다. A씨는 의지가 약한 것이 아니다. 뇌와의 싸움에서 지고 있을 뿐이다. 질 수밖에 없는 것은 당질 중독 메커니즘을 과학적으로 이해하지 못했기 때문이다. 이제 그런 문제를 뛰어넘으면 된다.

'보상 체계'가 당질 중독을 일으키는 메커니즘

A씨 같은 경우는 주위를 대충 둘러봐도 많이 발견할 수 있다. A씨의 중독은 과자류였지만 밥이나 면류 등 탄수화물을, '과식하는 것을 알면서도 식욕을 억제할 수 없다'는 경우가 남녀 불문하고 얼마든지 있다.

이제 이와 같은 당질 중독을 일으키는 메커니즘에 대해 알아보자. 앞에서 언급했듯이 그 열쇠는 바로 '혈당치'다.

탄수화물, 과자, 과일, 설탕이 들어간 음료수 등의 당질을 섭취하면 혈당이 상승한다.

기름기가 많은 스테이크를 먹는 경우 영양분은 주로 단백질이나 지방이기 때문에 혈당치는 거의 오르지 않는다.

채소는 기본적으로 혈당치를 올리지 않지만, 감자나 호박 등 당질이 많은 종류를 먹으면 올라간다(권말의 도표 21 참조).

말하자면 혈당치를 상승시키는 것은 어디까지나 당질이다. 섭취한 당질량이 많으면 혈당치가 급격하게 올라가는데, 올라간 혈당치를 낮추기 위해 췌장에서 재빠르게 대량의 인슐린이 분비된다. 대량 분비되어야 혈당치를 몸에 남기지 않고 완전히 처리할 수 있기 때문이다.

그런데 인슐린이 대량 분비되면 이번에는 혈당치가 급격하게 내려간다. 혈당치가 80 정도까지 내려가면 괜찮지만 70 이하가 되면 '저혈당'이 되어 너무 낮은 상태가 된다(26쪽의 도표 2 참조).

혈당치는 너무 높아도 너무 낮아도 생명에 위험을 초래할 수 있다. 저혈당이 되면 우리 몸은 위기 상황을 극복하기 위해 뇌에서 명령을 내려 아드레날린 호르몬을 대량 분비해서 여러 가지 불쾌한 증상으로 신호를 보낸다.

구체적으로는 짜증, 강한 공복감, 식은땀, 두근거림, 떨림, 메스꺼움 등의 증상이 나타난다. 이 시그널은 '빨리 당질을 섭취해'라는 뜻으로 뇌에서 내리는 명령이다. 이에 따라 당질을 섭취하면 혈당치가 상승하고 동시에 도파민이라는 호르몬이 뇌에서 분비된다.

도파민은 뇌의 '보상계'를 자극하여 쾌감을 유발하는 물질이다. 뇌의 명령대로 당질을 섭취하면 그에 대한 포상으로 도파민이 분비되어 불쾌한 증상을 완화시키고 행복한 기분을 느끼게 해준다. 하지만 이것은 일시적인 것이며, 또다시 같은 상황이 반복된다. 중독이 되면 대뇌 보상계 신경조직들이 비대해져 결국 더 많은 자극을 요구하게 된다.

즉, 다음과 같은 사이클을 반복하게 된다.

당질 섭취 → 혈당치가 올라감 → 혈당치에 비례하여 인슐린이 분비됨 → 혈당치가 내려감 → 너무 내려가면 뇌에서 명령하여 아드레날린이 분비됨 → 강한 공복감, 짜증 등의 불쾌한 증상이 나타남 → 당질을 마구 섭취하고 싶어짐 → 당질을 섭취 → 도파민의 작용으로 행복한 기분이 됨 → 하지만 혈당치가 올라감에 따라 다시 인슐린이 분비됨……

당질 중독이란 당질에 대한 뇌의 반응 '메커니즘'에 따라서, 이런 사이클에서 벗어날 수 없게 된 상태를 말한다.

'신경질을 잘 내는 성격'도 당질이 만든다

요즘에는 별것 아닌 일로 신경질을 내는 사람이 늘었다. 신경질을 내는 것은 젊은이뿐만이 아니다. 중장년층에서도 소리를 지르거나 폭력을 휘두르는 사람이 많이 있다.

난폭 운전 관련 뉴스도 매일 매스컴에서 나오고 있다. 블랙박스에 녹화될 가능성이 큰데도 왜 참지 못하는 걸까. 나는 이 문제가 식생활과 크게 관련되어 있다고 생각한다.

앞서 언급했듯이 현대 사회에는 제조업체가 만든 식품들이 넘쳐난다. 이런 식품에는 당질이 필요 이상으로 들어 있다. 특히 패스트푸드나 편의점 제품을 자주 먹다 보면 어느새 당질을 과다 섭취해서 그만 중독되어버린다.

예전 일본이라면 가난해서 굶어야 했던 사람이 신경질을 부렸을지도 모르지만, 지금은 배불리 먹는 사람이 신경질을 낸다. 당신이 만약 괜히 신경질을 내는 일이 있다면 그 전후 상황을 돌이켜보길 바란다.

신경질을 내기 전에, 당질을 섭취하지 않아서 신경질이 나는지 생각해본다.

또한 신경질을 내면서도 당질을 계속 갈망하고 있는지 생각해본다.

당질 중독에 빠져 있는 사람은 많이 있지만, 자신이 그런 경우에 속한다고 인식하는 사람은 얼마 되지 않는다. 깨닫는 순간부터 탈출할 수 있는 길이 보인다. '어쩌면 내가 그럴지도 몰라'라고 생각해보는 것은 굉장히 영리한 생각이다.

액체 상태의 당질은
악마의 식품이다

　같은 당질이라도 섭취한 음식의 종류에 따라 혈당치가 오르는 방법에 차이가 있다.

　도표 4의 그래프를 보자. 밥이나 빵, 면류는 아직 상승 곡선이 완만하다. 반면 설탕이 들어 있는 달콤한 간식류는 혈당치가 빠르게 상승한다.

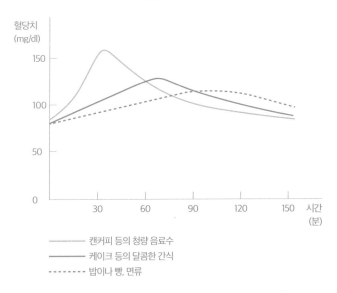

도표 4. 혈당치 변화의 이미지

가장 급격한 커브를 그리는 것이 캔커피, 주스 등의 액체 음료다. 이미 액체가 되어 있는 당질은 위에서 소화할 필요가 없어 곧바로 소장으로 운반되므로, 입속으로 들어간 후 30분이 지나면 흡수되어 혈액 속에 포도당이 흘러넘친다.

이런 상태가 되면 혈당치가 약 200까지 급격하게 상승하는 '혈당치 스파이크'가 나타난다. 가파른 언덕을 올라갔다면 내려갈 때도 가파르듯이, 혈당치 스파이크를 일으키면 그 후 혈당치가 계속 떨어져서 2시간 후에는 70 이하로 내려가는 일이 종종 있다.

편의점이나 자판기에서 쉽게 구입할 수 있는 당질이 듬뿍 들어 있는 탄산음료나 주스는 얼마나 위험한 음료일까? 한마디로 악마의 식품이다.

이 말을 이해하려면 가고시마鹿児島 현에서 실시한 '당부하 검사'의 실험 결과가 중요한 참고 자료가 된다.

앞에서도 언급했듯이 건강 검진에서 공복 시 혈당치나 당화혈색소 수치에 이상 증상이 나타나면, 다음으로 당부하 검사를 한다. 공복 상태에서 75그램의 포도당을 녹인 액체를 마신 후 120분간의 혈당치 변화를 살펴보는 것이다.

도표 5, 6에서 알 수 있듯이, 일정한 시간이 경과한 단계에서 혈당치가 기준치인 140보다 높으면 당뇨병으로 진단한다. 다만, 이 검사에서는 120분 후까지만 혈당치 변화를 관찰했다.

그런데 가고시마현 이마무라今村 병원 분원(현 이마무라 종합병원) 등이 자원봉사자 6명을 대상으로 300분 후까지 추적 조사를 실시했더니 매우 흥미로운 결과가 나타났다. 120분까지 관찰한 결과로는 건강하다는 진단을 받은 사람들(젊은이도 포함) 중에 150분, 180분이 경과하자 혈당치가 55, 58 등으로 상당히 낮아지는 경우가 있었다.

그들은 어디까지나 실험에 참가한 자원봉사자로서, 이 기회가 아니면 자신이 그런 저혈당에 빠져 있다는 사실을 알 수 없었다.

앞에서도 말했듯이 혈당치가 70 이하로 내려가면 불쾌한 증상에 시달리게 되어 뇌의 명령에 따라 당질을 섭취할 수밖에 없다. 즉, 55나 58의 수치를 보인 그들은 엄청난 당질 중독자였던 것이다. 이것이 가고시마현에만 있는 현상일 리가 없고, 일본 전역에 비슷한 사람이 많이 있을 것으로 추측된다. 참고로 코카콜라 100

도표 5. 자원봉사자① (20대 남성)

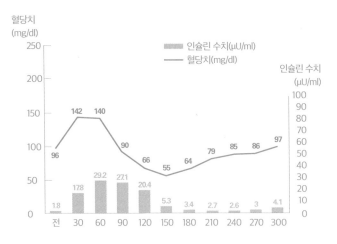

도표 6. 자원봉사자② (40대 남성)

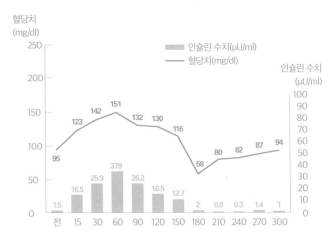

오사메 미쓰히로(納光弘) <환자의 입장에서 본 당뇨병 임상연구> 홈페이지

밀리리터의 당질이 11.3그램이므로 350밀리리터 캔 2개를 마시면 이 검사액인 당질(75그램)을 초과한다.

도표 7, 8을 살펴보자. 시판 중인 식료품에 무서울 정도로 많은 양의 당질이 들어 있다는 것을 알 수 있다.

도표 7. 인기 캔커피 음료의 당질량(페트병도 포함)

상품명	100ml당 탄수화물	용량	1병당 탄수화물	1병당 각설탕
조지아 맥스 커피	9.8g	250m	24.5g	6.1개
보스 카페오레	8.8g	500ml	44.0g	11.0개
스타벅스 카페라떼	8.1g	200ml	16.2g	4.1개
보스 카페오레	8.3g	185ml	15.4g	3.9개
다이도 블렌드 거피	8.2g	185ml	15.2g	3.8개
'도토루' 카페오레	7.2g	480ml	34.6g	8.7개
조지아 에메랄드 마운틴 블렌드	6.9g	185ml	12.8g	3.2개
보스 레인보우 마운틴 블렌드	6.9g	185ml	12.8g	3.2개
'원더' 모닝샷	6.8g	185ml	12.6g	3.2개
다이도 블렌드 데미타스(저당)	5.3g	150ml	8.0g	2.0개
조지아 더 프리미엄 (저당)	3.2g	260ml	8.3g	2.1개

* 제조사 홈페이지에서 수치를 계산(소수점 둘째 자리는 반올림)

도표 8. 인기 청량음료의 당질량

상품명	100ml당 탄수화물	용량	1병(1봉지)당 탄수화물	1병(1봉지)당 각설탕
in젤리 에너지	25g	180ml	45g	11.3개
오로나민C 드링크	15.8g	120ml	19g	4.8개
데카비타C	13.5g	210ml	28.4g	7.1개
웰치오렌지100	12g	800ml	96g	24개
환타오렌지	10.5g	500ml	52.5g	13.1개
코카콜라	11.3g	500ml	56.5g	14.1개
미쓰야 사이다	11g	500ml	55g	13.8개
칼피스 워터	11g	500ml	55g	13.8개
레드불 에너지 드링크	11g	250ml	27.5g	6.9개
오랑지나(Orangina)	10.5g	420ml	44.1g	11.0개
C.C.레몬	50g	500ml	50g	12.5개
캐나다 드라이 진저에일	9g	500ml	45g	11.3개
가고메 채소 생활100 오리지널	7.9g	200ml	15.8g	4.0개
가고메 채소 하루 이거 한 병	6.9g	200ml	13.8g	3.5개
포카리스웨트	6.2g	500ml	31g	7.8개
이로하스 복숭아	4.8g	555ml	26.6g	6.7개
아쿠아리우스	4.7g	500ml	23.5g	5.9개

* 제조사 홈페이지에서 수치를 계산(소수점 둘째 자리는 반올림)

심각한 건강 문제를 일으키는
당질 중독

　쇼핑이나 도박에 중독이 되면 '돈을 잃는' 문제가 생긴다. 주변 사람들에게서 돈을 빌려 신용을 잃는 경우도 많이 있다. 약물은 말할 것도 없이 인터넷 게임도 중독 상태가 되면 심각한 위험이 발생한다고 한다. 그렇다면 과연 당질 중독은 어떤 피해가 발생하는 걸까?

　먼저 혈당치 스파이크가 일으키는 저혈당에 의한 불쾌한 증상이 나타난다. 그런데 이런 증상은 좀처럼 인식하기 어려울 수도 있다. 뇌의 명령에 따라 당질을 섭취하면 일시적으로 진정되기 때문이다. 그런데 인식하지 못하는 사이에 당질 중독은 중증화되어간다.

　당질 중독을 방치해서 나타나는 건강 문제 중 누구나 쉽게 이해할 수 있는 것은 '비만'이다.

　비만해진 이유가 설마 주스를 마시거나 탄수화물을 많이 먹었기 때문이라고는 상상도 하지 못한다고 해도 '내가 살이 쪘다'는 인식은 할 것이고, '가능하다면 살을 빼고 싶어'라고 생각할 것이다.

　살을 빼고 싶은 이유는 멋진 옷을 차려입고 싶은 외

견상의 이유도 있고, 살이 찌면 혈압이 오른다는 건강상의 이유도 있을 것이다. 어쨌든 '살이 찌면 좋지 않다', '살이 빠지는 게 좋다'라는 것은 알고 있지만 문제는 살이 좀체 빠지지 않는다는 사실이다.

거듭 말하지만, 살이 빠지지 않는 것은 의지가 약해서가 아니다. 당질 중독에 빠져 있어서 치료가 제대로 이루어지지 않기 때문이다. 살이 조금 찐 정도라면 비교적 다이어트를 하기 쉽다. 하지만 살이 많이 쪘다면 살을 빼기란 상당히 어려운데, 그 이유는 그만큼 중독 상태가 중증이기 때문이라는 것을 알아야 한다.

또 한 가지, 당질 중독은 노화를 촉진시킨다. 혈액 중에 포도당이 많으면 'AGE'라는 노화 촉진 물질이 많이 생성된다. AGE는 '최종당화산물Advanced Glycation End-products'의 약자로, 우리 병원의 명칭도 이 용어를 이용해서 'AGE 마키타牧田 클리닉'이라고 명명했다. 자세한 내용은 제5장에서 설명하겠지만, AGE는 우리의 건강을 심각하게 좌우하는 물질이다.

게다가 당질 중독으로 인해 몸이 비만해지거나 AGE가 축적되면 다양한 생활 습관병이 초래된다. 당뇨병은 물론 고혈압, 암, 심근경색, 뇌졸중, 만성신장병, 알츠하이머병 등 피하고 싶은 심각한 질병이 증가하는 것은 여러 데이터에서 확실하게 나타난다.

당신의 당질 중독은
어느 정도일까

　살이 찐 사람은 물론 마른 사람 중에도 심한 당질 중독 환자가 있다.

　자, 여기서 자신이 어느 정도로 중독되어 있는지 간단히 체크해보자. 도표 9에 나오는 질문 10개에 '예, 아니요'로 대답하면 된다.

　내가 업무상 알게 된 40세의 남성은 10개의 질문에 모두 '네'라고 대답했다. 그는 BMI가 28이 넘는 비만이었지만 당질 제한을 시작한 지 반년 만에 15킬로그램 이상 감량하는 데 성공했다. 완전히 정상 체중이 된 지금도 그 상태를 유지하고 있는데, 이렇게 할 수 있다는 것은 당질 중독에서 탈출이 가능하다는 뜻이다.

도표 9. 당질 중독 체크 테스트

1	아침을 든든히 먹었는데 점심 전에 배고픔을 느낀다	예, 아니요
2	정크 푸드나 단 걸 먹기 시작하면 멈추기 어렵다	예, 아니요
3	식후에도 가끔 만족감을 느끼지 못하는 경우가 있다	예, 아니요
4	음식을 보거나 냄새를 맡으면 먹고 싶어진다	예, 아니요
5	배고프지 않은데 먹고 싶어질 때가 있다	예, 아니요
6	아무리 참으려고 해도 야식이 생각난다	예, 아니요
7	과식 후 어쩐지 나른한 느낌이 든다	예, 아니요
8	점심 식사 후 왠지 모르게 피곤함이나 공복감을 느낀다	예, 아니요
9	배부르지만 계속 먹을 수 있다	예, 아니요
10	다이어트 후 요요현상이 일어난 적 있다	예, 아니요

당신이 체크한 대답 중 '예'가 몇 개 있습니까?

0~2개: 중독은 아니다

3~4개: 가벼운 중독

5~7개: 중증도 중독

8~10개: 심각한 중독

'당질'이 당신을 살찌게 한다
─ 비만 메커니즘

지금까지 당질 중독과 비만의 관계에 대해 자주 언

급했는데, 여기서 그 메커니즘에 대해 알아보자.

도대체 비만이란 어떤 상태를 말하는 걸까. 쉽게 말하면 몸 안에 지방이 비정상적으로 축적된 상태다. 이 지방을 전문용어로 '트리아실글리세롤triacylglycerol'이라고 한다. 건강 진단에서는 혈액 검사 부분에 '중성 지방'이라고 표기되어 있다.

몸속에 지방이 비정상적으로 축적된 상태가 비만이므로, '지질을 많이 먹으면 살이 찐다'고 생각하는 사람들이 많다. 그래서 지방이 적은 메밀국수나 삼각김밥은 괜찮지만, 비계가 많은 고기는 피해야 한다고 생각하기 쉽다.

하지만 이건 완전히 실수하는 것이다. 실제로는 기름기가 많은 스테이크 200그램보다 삼각김밥 1개, 메밀국수 1인분이 더 살이 찐다.

당신을 살찌게 하는 것은 지방질이 아니라 당질이다.

당질은 꼭 달콤한 것만을 뜻하지는 않는다. 비만의 주요 원인은 달콤하지 않은 밥, 빵, 면류 등의 탄수화물이다.

그런데 왜 탄수화물이 비만을 초래하는 걸까?

앞서 말했듯이 밥, 면류 등의 탄수화물은 다당류에

속한다. 설탕은 이당류다. 단당류가 3개 이상 결합되어 있는 것이 다당류, 2개가 결합되어 있는 것이 이당류다. 단당류란 포도당, 과당, 젖당 등을 말한다.

탄수화물을 입으로 먹으면 소화 과정에서 모두 단당류인 포도당으로 분해되며, 이 포도당이 소장을 통해 흡수되어 혈액 속으로 보내진다. 결국 밥을 먹든 설탕을 먹든 마지막에는 포도당으로 흡수된다.

이때 혈액 속에 얼마나 많은 포도당이 존재하는지를 나타내는 지침이 혈당치다. 혈당치는 약 70~140의 범위에서 오르내리는 것이 이상적이지만, 당질이 많이 함유된 식품을 먹으면 훨씬 올라간다. 140 정도까지는 자주 치솟고, 의식하지 못하지만 200까지 올라가기도 한다.

혈당치가 너무 올라가면 고혈당성 혼수상태에 빠져 생명에 지장이 있기 때문에, 췌장에서 인슐린 호르몬이 나와 혈당치를 낮춰주는 기능이 우리 몸에 갖춰져 있다.

즉 우리 몸은 구조적으로 인슐린이 혈액에 넘쳐나는 포도당을 글리코겐으로 바꾸어 간과 근육에 저장한다. 이때 글리코겐으로 저장할 수 있는 양은 한정되어

도표 10. 비만의 메커니즘

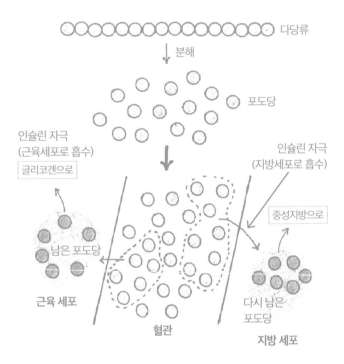

* 혈액 속의 포도당은 혈관 밖으로 나와 인슐린의 작용으로 근육(또는 간 등)세포로 흡수된 후 그 안에서 글리코겐(포도당이 결합한 형태)으로 저장된다. 남은 포도당은 인슐린의 작용으로 지방세포에 흡수되어 중성지방으로 형태를 바꿔서 축적된다.

있어, 남은 포도당은 중성 지방인 트리아실글리세롤로 치환되어 지방세포에 축적된다(도표 10 참조). 즉, 살이 찌는 것이다.

말하자면, 당질은 거의 100퍼센트 포도당이 된 다음 몸 안에서 낭비 없이 흡수된다. 그래서 탄수화물을 많이 먹으면 몸속 지방이 점점 늘어나므로 살이 찌는 것은 당연하다.

지질은 먹어도
살찌지 않는다

당질과는 달리, 지질은 먹어도 살이 찌지는 않는다. 모처럼 맛있는 고기 요리를 먹는데 지질 부위를 남길 필요는 전혀 없다. 이유는 크게 3가지가 있다.

첫째, 지질은 계속해서 소비되기 때문이다.

우리 몸속에 37조 개나 되는 세포의 막을 만들기 위해서는 엄청난 양의 지질이 필요하다. 콜레스테롤의 원료로도 사용된다. 프로스타글란딘prostaglandin을 비롯한 세포 간 정보 전달 물질도 지질에서 만들어진다. 이처럼 지질은 우리의 건강을 유지하기 위해 매우 중요한 영양소이며, 많은 용도로 이용된다.

둘째, 흡수율이 나쁘기 때문이다.

지질은 많이 먹어도 변으로 배출되고 혈액 속에는 별로 늘어나지 않는다. 기름진 요리를 많이 먹은 다음 날에는 변이 물에 뜨는 것을 본 적이 있을 텐데, 이는 지질이 흡수되지 않았기 때문이다.

셋째, 원래 우리는 지질을 별로 많이 섭취하지 않는다. 오히려 부족할 지경이다.

일본 후생노동성이 권장하는 성인의 하루 지질 섭취량은 남성 74그램, 여성 64그램이다. 그런데 일본인은 평균 61.3그램만 섭취한다. 미국인조차 하루 지질 섭취량이 평균 70그램 정도다.

그에 비해 탄수화물은 일본인 평균 248.3그램을 섭취한다. 밥이나 면류를 많이 먹는 사람이라면 500그램이 넘을 것이다. 이 숫자를 봐도 분명히 균형이 맞지 않다는 걸 알 수 있다.

다이어트를 하기 위해 지질 섭취량을 줄이는 것은 터무니없는 생각이다. 오히려 건강을 해치는 일이다. 살을 빼고 싶다면 탄수화물을 줄이는 것이 필수 조건이다.

탄수화물을 열심히 먹고 있는 동안에는
살이 빠질 수 없다

우리는 과연 몸에 어느 정도의 지방을 쌓아두고 있을까.

예를 들어, 체중 70킬로그램의 남성은 약 14킬로그램의 백색 지방 세포를 가지고 있다. 이 지방세포의 대부분은 '지방 방울' 형태의 트리아실글리세롤로 존재한다. 핵과 세포질은 지방 방울에 의해 세포의 한쪽 끝으로 밀려나 있고, 세포 자체가 지방으로 살이 찐 상태가 백색 지방세포다.

14킬로그램의 지방은 대략 80일분의 에너지량에 해당한다. 즉 체중 70킬로그램의 남성이 당질을 전혀 섭취하지 않더라도 80일 동안은 에너지가 부족하지 않게 생활할 수 있다는 뜻이다.

그런데 이 지방은 포도당이 모두 소모되었을 때를 대비해 저장해둔 것이므로 바로 사용되지는 않는다. 인간의 몸은 먼저 포도당을 에너지원으로 사용하게 되어 있다. 포도당이 부족할 때 비로소 지방이 사용된다.

따라서 탄수화물을 열심히 먹고 있는 동안에는 지방을 에너지로 사용하지 않는다. 즉, 살이 빠지지 않는다는 뜻이다.

마라톤 선수가 경기 전에 탄수화물을 섭취하는 것은 포도당이 바로 에너지가 되기 때문이다. 역으로 말하면, 마라톤 선수도 아닌 사람이 탄수화물을 많이 먹으면 사용되지 못한 포도당이 트리아실글리세롤이 되어 지방세포에 쌓인다. 몸을 별로 움직이지 않는 컴퓨터 작업이 많은 현대인은 애초에 에너지가 부족할 일이 없다.

당질을 제한하면
근육이 빠진다는 것은 거짓말

당질 중독에서 벗어나려면 당질 섭취량을 제한해야 한다.

당질을 제한하면 비만이 해소되고 여러 가지 무서운 병에 걸릴 위험이 줄어든다. 온통 좋은 것뿐이다.

그런데 인간의 신체 구조를 잘 이해하지 못하는 사람들이 거짓 정보를 유포하고 있다. 그중에서도 자주 듣게 되는 말은 '당질 제한으로 체중을 줄이면 근육이 빠진다'는 것이다.

그럴 일은 없다. 당질 대신 근육을 에너지원으로 사용해야 하는 경우는 기본적으로 현대인의 몸에서는 일어나지 않는다.

앞에서도 말했듯이 우리 몸은 먼저 포도당을 에너지원으로 사용한다. 당질을 제한함에 따라 식사에서 섭취한 포도당이 전부 사용되어 없어지면 저장되어 있던 글리코겐이 분해되어 에너지원으로 사용된다.

이 글리코겐마저도 다 없어지면 비로소 지방이 사용된다. 즉, 살이 빠지기 시작하는 것이다. 그렇다고 해서 쌓여 있는 지방이 전부 사용되는 것은 아니다.

체중 70킬로그램의 남성일 경우, 약 14킬로그램의 백색 지방세포를 가지고 있으므로 이것만으로 80일분의 에너지가 된다. 만약 이 남성이 정말 어떤 당질도 섭취하지 않고 80일 동안 지방을 전부 태워버렸다면, 이론적으로는 이후부터 근육이 분해되어 에너지로 쓰이게 된다.

하지만 평범한 생활을 하는 사람들에게 이런 일이 일어날까?

당질 제한이란 것이 당질 섭취량을 0으로 유지한다

는 말이 아니다. 당질 함유량이 적은 음식에도 어느 정도의 당질은 들어 있다. 따라서 극도로 당질 섭취량을 줄여서 식사를 한다고 해도 근육까지 사용해야 하는 사태가 발생하지는 않는다. 부디 이상한 정보에 현혹되지 말고 자신의 건강을 잘 지켰으면 한다.

남성 비만은 특히 위험하다, 너무 마른 여성도 건강상 좋지 않다

내가 당질 중독에서 벗어나기를 강력히 호소하는 이유는, 그로 인해 비만이 심각해지면 분명히 생명이 단축되기 때문이다. 특히 남성은 그런 경향이 강하다.

여기서 도표 11의 그래프를 살펴보자. BMI 수치에 따른 연령별 비만자의 비율을 나타낸 것이다.

이 그래프를 보면 확실하게 알 수 있다.

① 일본인 비만자는 압도적으로 남성이 많다.

모든 연령대에서 여성보다 남성이 비만자가 많다는 것을 알 수 있다.

② 현역 근로 세대의 남성에게 비만자가 많다.

도표 11. 비만자(BMI≧25)와 마른 사람(BMI<18.5), 그 외 사람의 비율(남녀별, 연령 계층별)(2018년)

BMI를 기준으로 비만(BMI≧25), 보통(18.5≦BMI<25), 마른 사람(BMI<18.5)으로 구분했다.

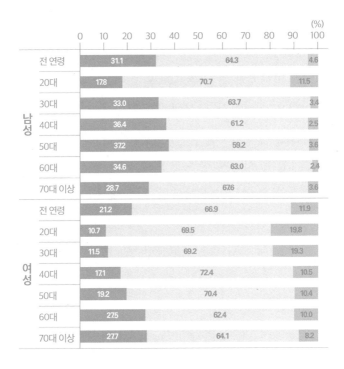

비만자   보통   마른 사람

(참고) 임산부 제외

출처: <2018년 국민건강·영양조사>(후생노동성)

남성은 20대에는 비만자가 17.8%였던 것이 30대가 되면 33.0%로 단번에 약 2배가 된다. 그리고 50대에는 37.2%까지 증가한다.

③ 여성은 중년 이후 비만자가 증가한다.

여성의 경우 20대와 30대는 비만자가 약 10%이며 오히려 마른 사람이 약 20%다. 그런데 40대부터 역전되면서 비만자가 점점 증가한다.

비만은 여성보다 남성에게 문제가 있지만, 살찌는 부위에도 상당한 차이가 있다. 남성은 대부분 '사과 형', 여성은 '서양배 형'으로 살이 찐다. 여성에게 많은 서양배 형은 엉덩이나 하복부 등에 대체로 '피하지방'이 많이 쌓이는 형태다.

이에 반해 사과 형은 '내장지방'이 많아진다(도표 12 참조).

자세한 내용은 제5장에서 알아보기로 한다. 최근 의학 연구에서 대부분의 질병은 그 원인이 '염증'인 것으로 밝혀졌다. 내장지방은 염증을 일으키기 쉬운데, 그로 인해 심근경색이나 뇌경색이 유발되기 쉽다.

실제 데이터를 살펴보자. BMI의 경우, 22가 될 때가 적정 체중이다. 비만자가 많은 미국은 기준이 느슨해

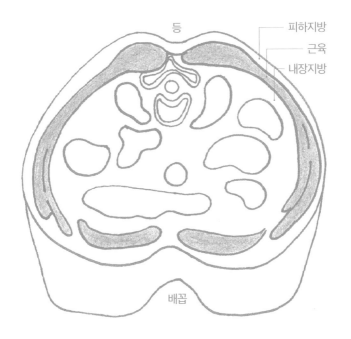

등

피하지방
근육
내장지방

배꼽

서 30 이상을 비만으로 보는데, 일본의 경우 25 이상을 상당한 비만으로 간주한다.

도표 13의 그래프를 보면 알 수 있듯이, 허혈성 심장 질환 및 뇌출혈로 인한 사망의 경우 BMI가 25를 넘으면 증가한다. 여성보다 남성에게서 이런 사실이 현저

하게 나타난다.

너무 말라도 좋지 않다. BMI 18.5를 밑돌면 특히 여성의 경우 뇌출혈로 인한 사망이 증가한다. 너무 마르면 혈관 안쪽의 내피세포가 약해지거나 총콜레스테롤 수치가 낮아져 혈관벽이 쉽게 찢어지기 때문이다. 대체로 50세가 지날 무렵부터 혈관은 약해지기 시작하므로, 여성은 50세 이상이 되면 BMI가 18.5 이하가 되지 않도록 주의해야 한다.

당질 섭취량을 스스로 조절할 수 있다면, 그 구체적인 방법이 무엇인지 다음 장부터 알아보기로 하자.

도표 13. BMI와 사망의 비교 위험도

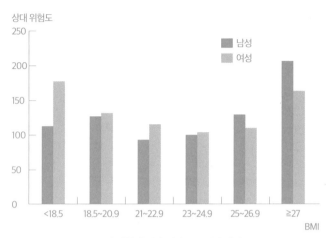

BMI와 허혈성 심장 질환으로 인한 사망

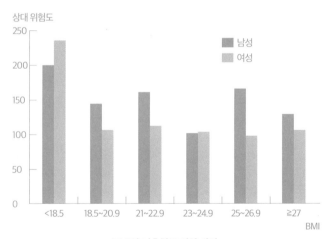

BMI와 뇌출혈로 인한 사망

출처: JACC Study 홈페이지

제2장 복습

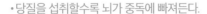

- 당질을 섭취할수록 뇌가 중독에 빠져든다.
- 짜증이 나고 화가 나는 것도 당질 중독 때문이다.
- 당질이 잔뜩 들어 있는 탄산음료나 주스는 그야말로 악마의 식품이다.
- 당질 중독은 노화를 앞당긴다.
- 당질 중독은 당뇨병, 고혈압, 암, 심근경색, 뇌졸중, 만성신장병, 알츠하이머병을 일으킨다.
- 당질은 낭비 없이 거의 100%가 포도당이 되어 우리 몸에 흡수된다.
- 지질을 먹는다고 살이 찌지는 않는다.
- 다이어트를 위해 지질 섭취량을 줄이게 되면 오히려 건강을 해친다.
- 탄수화물을 열심히 먹는 동안에는 영원히 살이 빠지지 않게 된다.
- 남성의 비만은 특히 위험하며 여성이 너무 마른 것도 건강에 좋지 않다.

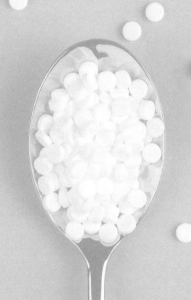

반드시 실행할 수 있는
당질 중독 치료법

-지식편-

비만과 당질 중독은
치료법이 거의 같다

제1장에서도 설명했듯이 비만의 원인은 분명 당질의 과잉 섭취다. 따라서 당질 중독 치료법은 비만 치료와 거의 같다.

비만자 중에는 운동 부족이 원인이라고 생각하는 사람도 있다. 그런데 운동을 하면 체중이 줄어들 수는 있지만 그 효과는 지극히 미미하다. 몸을 움직이는 것보다 먼저 뇌를 치료하지 않으면 본질적인 비만을 해소하지 못한다.

당질 중독에 빠져 있는 뇌는 운동하는 것보다 당질을 많이 먹는 게으른 생활을 원한다. 따라서 운동을 해도 지속적으로 이어지지 못하고, 열심히 운동하면 피곤함을 느끼며 '당질을 더 빨리, 더 많이 섭취하라'고 뇌가 명령한다.

중증 비만일수록 중독이 심각한 상태이므로 치료하는 데 시간이 걸린다.

'체중이 조금 더 증가한 정도라면 곧바로 원래대로 되돌릴 수 있지만, 살이 한번 찌면 다시 빠지기란 어려운 일'이라는 것을 실감하는 사람이 많을 것이다. 그것은 단지 빼야 할 체중이 많기 때문이라기보다, 뇌의 고장 상태가 심각해졌다는 의미가 크다.

그런데 살이 찌지는 않았지만 심각한 당질 중독에 빠져 있는 사람도 있다. 젊은 여성에게 많은 편인데, 제대로 된 식사를 하는 대신 과자를 많이 먹는 바람에 저혈당이 오고, 그로 인해 건강 상태가 좋지 않아 고민하는 경우다.

이 장에서는 당질에 중독된 모든 사람에게 적용할 수 있는 치료법에 대해 살펴보고, 이어지는 제4장에서는 수치를 예로 들면서 비만을 해결하는 방법을 알아보기로 하자.

자신의 의지력을 시험할 것이 아니라 행동 수정이 중요

코로나 사태로 자주 듣게 되는 말 중에 '행동 수정Behavior modification'이 있다.

행동 수정이란 말 그대로 우리의 행동을 바꾸는 것

을 말한다. 신형 코로나바이러스의 감염 확대를 막기 위해서 손 씻기나 마스크 착용, 음주 중 큰소리로 떠드는 것을 삼가는 등 많은 사람이 지금까지의 행동을 바꾸기 시작했다.

원래 몸에 배어 있는 습관을 바꾸는 것은 쉬운 일이 아니지만, '그렇게 함으로써 좋은 일이 생긴다'라거나 '그렇게 하지 않으면 나쁜 일이 일어난다'는 것을 알면 우리는 행동을 수정할 수 있다.

예를 들어, 자동차 뒷좌석에서도 안전벨트 착용이 의무화되었을 때, 모든 사람이 처음에는 거의 지키지 않았다. 그러다가 이것이 자신들의 안전에 직접 관련된다는 것을 이해하게 되고, 단속에 걸리는 경우를 피하고 싶어지면서 착용 횟수가 점점 증가했고, 결국 습관이 되었다.

이러한 **행동 수정이 당질 중독 탈출을 위해서는 필수적이다.** 행동 수정은 무리하게 단번에 실시하려고 하지 않고 서서히 바꾸어가는 것이 요령이다. 또 대체 행동 replacement behavior (107쪽 참조)으로 바꾸어서 지혜롭게 실행하는 것이 중요하다.

예를 들어, 처음에는 라면에 면을 추가하지 않고, 다

음으로는 매일 다니던 라면 가게에 일주일에 한 번만 가다가 결국 한 달에 한 번만 가는 식으로 한다.

또 달콤한 청량음료는 확실하게 끊는 대신 깔끔한 맛의 허브티나 녹차로 대체하는 식이다.

당질 중독을 치료하기 위한 행동 수정은 손 씻기나 마스크 쓰기, 안전벨트 착용과는 차원이 다르다. 그렇게 하지 않으면 뇌가 고통을 주고, 반대로 그렇게 하면 일시적 쾌락이라는 보상을 주기 때문에 상당히 어려운 것이다.

그러므로 연구하고 계획해야 하며 의지력을 믿는 것으로는 불가능하다. 우선은 '의지와는 관계없다'고 스스로를 이해시키자.

스트레스 사회에서는
누구나 중독된다는 것을 알아야 한다

'시작하면서'에서 말했듯이 약물·알코올·니코틴 등의 물질을 끊을 수 없는 경우를 '물질 의존', 도박·쇼핑·게임 등 행동을 멈출 수 없는 경우를 '행위 의존'이라

고 한다. 의존이 아니라 탐닉이라는 용어를 사용하기
도 한다.

　그러나 '의존'이든 '탐닉'이든 그것이 중독이라는 사
실은 분명하다. 아무리 둘러대도 의미 없다. 어설프게
듣기 좋은 표현을 사용하지 않고 확실하게 '중독'이라
고 인식하면, 비로소 진지하게 탈출 방법을 찾을 수 있
을 것이다.

　한편, 우려되는 부분도 있다. '설마 나는 중독되지
않을 거야'라며 많은 사람이 자신과는 상관없는 일이
라고 생각할지도 모른다. 하지만 현대인은 누구나, 무
언가에 중독될 가능성이 충분히 잠재되어 있다.

　현대 사회는 스트레스가 많은데, 우리는 그 해소책
으로서 무엇인가 '빠져들 만한 것'을 무의식중에 찾고
있다. 인스타그램이나 페이스북에서 자기표현을 하거
나 인터넷 게임으로 다른 사람과 연결고리를 찾고 싶
어 하는 것도 일종의 중독이다.

　넷플릭스 정액제 동영상 전송 서비스로 해외의 시리
즈 드라마 보기를 멈추지 못하는 사람도 있다. 본인은
'푹 빠져버렸어'라고 하지만 사실은 중독된 것이다.

　누구든 처음에는 '그냥 해보는 거야'라며 가벼운 마

음으로 시작하지만, 잠시라도 스트레스로부터 해방되는 쾌감을 뇌가 기억하면 멈출 수 없게 된다.

사실 인스타그램에 올릴 사진들이 잘 나오든 말든 중요하지 않다. 거기에 사진을 올리기 위해 시간과 돈을 써서 촬영한다는 것이 어리석은 짓이라는 것을 알고 있지만 그만둘 수 없는 이유는 뭘까. 모든 사람에게 '멋지네요!'라고 칭찬받고 싶기 때문이라고 생각한다면 제대로 이해한 것이 아니다. 그렇게 말하면 '애초에 칭찬받을 생각을 하지 않으면 되잖아'라며 의지력으로 해결할 수 있는 문제라고 생각해버린다.

하지만 의지력의 문제가 아니다. 인스타그램을 멈출 수 없는 근본적인 이유는 '멋지네요!'라는 말 자체가 아니라, 그런 말을 들었을 때 뇌의 명령으로 아드레날린이 많이 분비됨에 따라 흥분된 감정을 느끼기 때문이다. 이는 파친코에서 대박이 터졌을 때 느끼는 흥분 상태와 같은 것으로, 뇌는 '좀 더, 좀 더'라며 자극하게 된다.

스트레스 사회에서 나의 뇌도 그런 상태에 빠져 있는 것은 아닌지 의심해보자.

당질 중독에 빠지는 함정은
어디에든 있다

현대사회는 사람들이 쉽게 빠져들 수 있는 것들로 가득하다. 말하자면 우리를 유혹하는 달콤한 먹거리가 여기저기 사방에 존재한다.

2015년에 호주에서 대히트를 친 〈댓 슈가 필름That Sugar Film〉이라는 다큐멘터리 영화에 대해 나는 내 책에서 자주 언급해왔다. 이 영화에서 데이먼 가뮤Damon Gameau 감독은 자신이 직접 설탕이 함유된 식품을 꾸준히 섭취하고, 그렇게 해서 얻게 된 신체적·정신적 부작용을 통해 현대 사회에 건강을 해치는 당질 식품이 얼마나 넘쳐나고 있는지 그 위험성을 경고했다.

그는 하루에 티스푼 40개 분량의 설탕이 들어 있는 당질을 60일 동안 섭취했다. 그 결과, 체중이 8.5킬로그램 증가하고 중성지방 수치와 간 수치가 악화되었다고 한다.

게다가 명백히 당질 중독으로 보이는 다음과 같은 변화를 나타냈다.

정말 무서운 이야기다. 더 무서운 것은, 그가 말하는 '설탕'이란 거의 설탕처럼 보이지 않는 외형을 하고 있다는 것이다. 그가 섭취한 하루에 스푼 40개 분량의 설탕에 해당하는 당질은 시리얼이나 요구르트 등에도 포함되어 있다. 달콤한 정크 푸드나 과자가 아니어도 설탕이 들어 있다는 말이다.

시리얼은 대부분 탄수화물이며, 가당 타입의 요구르트에는 당질이 잔뜩 들어 있다. 일본에서도 시리얼이나 요구르트를 '건강에 좋아서'라는 이유로 먹는 사람이 많은데, 이런 것을 계속 먹다가는 당질 중독에 빠질 가능성이 충분히 있다는 것을 이 영화는 보여준다.

가뮤 감독은 미국으로도 건너가서, 식품 제조업체의 '돈을 벌기 위한 시도'에 대해 파헤치기 시작했다.

그곳에서 청량음료수를 비롯한 식품 제조업체가 '설탕을 얼마나 첨가하면 잘 팔리는가 = 사람이 행복감을 느낄 수 있는가(지복점)'를 과학적으로 파악하고 있다는 사실을 밝혀냈다. 그리고 이런 청량음료를 끊지 못해 거의 모든 치아를 잃은 10대 남성을 소개하면서, 그가 계속해서 지복점을 찾아 음식을 섭취해왔고 결국 심한 당질 중독이 되어버렸다는 사실도 알렸다.

물론 이는 미국에서만 볼 수 있는 모습이 아니다. 일본에도 당질 중독에 빠져들게 할 덫이 많이 설치되어 있다.

의지력에 기대면
좋은 결과를 기대할 수 없다

식품 제조사가 소비자들이 계속해서 구매하게 될 식품을 만들어 파는 것은 기업의 논리에서 보면 당연하다. 따라서 우리는 스스로 배워서 확실한 지식을 습득해야 한다.

과학적인 계산으로 만들어진 제품을 먹다가 당질에 중독되었다면 그런 상황에서 벗어나기 위해 필요한 것은 과학적인 작전이다. 결코 '의지력으로' 어떻게 해보려는 생각을 해서는 안 된다.

행동 수정에는 다음과 같은 5개의 단계가 있다.

① 무관심기: 행동 수정에 관심이 없다.
② 관심기: 관심은 있지만 행동을 하지 않는다.
③ 준비기: 실행하려고 생각하고 있다.
④ 실행기: 행동이 바뀌고 있지만 계속될지는 알 수 없다.
⑤ 유지기: 행동의 변화가 계속되고 있다.

이 책을 집어든 당신은 이미 '관심기'나 '준비기'에 있을 것이므로 '실행기'로 넘어가는 것도 어렵지 않다. 문제는 그것이 유지될 것인가, 즉 계속될 것인가 하는 데 있다.

이것은 어떤 중독에도 마찬가지다. 많은 사람이 담배든 도박이든 '끊고 싶다'는 생각으로 한동안 노력한 경험을 가지고 있다.

하지만 그런 노력을 계속하기란 어려운 일이다.

계속하지 못하고 원래대로 돌아가버리면 '역시 나는 의지가 약하고 형편없는 인간이야'라며 자신을 책망한다. 그리고 '어차피 안 되니까'라며 자포자기해서 이전보다 더 중독에 빠진다.

의지력에 기대면 이런 결과가 되어버린다. 그러니까 의지력

으로는 안 된다.

지식을 무기로 삼으면
당질 중독에서 반드시 벗어날 수 있다

당질 중독을 치료하기 위해 매달려야 하는 것은 의지력이 아니다. 중요한 것은 뇌를 얼마나 잘 속이면서 슬쩍 당질 중독에서 벗어나느냐 하는 것이다. 이렇게 말하면 상당히 힘든 일처럼 느껴질 수 있다. 하지만 반드시 할 수 있다. 왜냐하면 인간은 자신이 가장 소중하기 때문이다.

나는 당뇨병 전문의이므로 기본적으로 우리 병원의 환자들은 모두 당뇨병에 걸려 있다. 처음으로 우리 병원을 방문하는 사람들 대부분은 살이 찌고 심각한 당질 중독에 빠져 있다. 하지만 누구라도 당질 중독에서 벗어나게 된다. 내 조언이 주효한 역할을 한 것은 분명하지만, 결국은 환자 본인이 극복할 문제다.

극복하는 과정에서 중요한 역할을 담당하는 것은 환자의 의지가 아니라 지식이다. 지식을 무기로 환자는 자신의 중독된 뇌와 싸워서 멋지게 승리를 쟁취하게 된다.

제5장에서도 언급하지만, 당뇨병은 합병증이 매우 무서운 질병이다. 혈당치가 높은 상태를 방치하면 합병증인 신장 질환으로 혈액 투석이 필요하게 되거나, 망막증으로 실명할 위험성이 있다. 그런 상태가 되면 대체로 자신을 가장 소중하게 생각하는 환자는 혈당치에 대해 민감해질 수밖에 없고, 거의 박사 수준으로 상세한 지식을 쌓아간다.

약 20년 전부터 기기의 기능이 엄청나게 향상되어 환자가 직접 혈당치를 측정할 수 있게 되었다. 그래서 환자들은 '무엇을 먹으면 혈당치가 오르는가', '어떻게 먹으면 혈당치가 오르는가'에 대해 매우 정확하고 올바른 지식을 가질 수 있게 되었다.

이렇게 지식을 갖추게 되면 이미 절반은 승리한 것이나 다름없다. 나머지는 그 지식에 맞춰 행동을 수정해나가면 된다. 그리고 마침내 모든 당질 중독에서 탈출하게 된다.

그러므로 당신도 반드시 할 수 있다.

당질 중독에서 벗어나는 식사법의 두 가지 포인트

제2장에서 설명한 저혈당에 빠지는 이유와 비만의 메커니즘에 대하여 기억을 되살려보자. 모든 원흉은 '혈당치가 올라가는 것'이다. 혈당치가 많이 올라가면 췌장에서 대량의 인슐린이 분비되며 이에 따라 혈당치가 급격히 내려간다. 이것이 저혈당이 되는 이유다.

혈당치가 크게 오르면 췌장에서 인슐린이 대량 분비되고, 남은 포도당을 중성 지방으로 바꾸어 지방세포에 저장한다. 이것이 비만의 메커니즘이다.

말하자면, 우리는 평소에 혈당치가 크게 상승하지 않도록 식생활에 유의해야 한다. 이는 당질 중독 문제뿐만 아니라 건강을 지키는 차원에서도 매우 중요하다. 혈당치의 급상승은 당뇨병은 물론 여러 가지 질병을 유발한다. 또 'AGE'라는 노화 촉진 물질을 증가시켜 당신의 외형이나 몸속 내장도 늙게 한다.

이러한 다양한 건강 피해에 대해서는 제5장에서 언급하겠지만, 매일 우리가 섭취하는 식사가 직접적으로 관련되는 만큼 충분히 의식하면서 식사하는 사람과 그렇지 않은 사람은 그 결과가 크게 달라진다.

혈당치를 급상승시키지 않는 식생활을 하기 위해 다음과 같은 사실을 기억하자.

① 혈당치를 높이지 않는 음식을 알아야 한다.

② 혈당치를 올리지 않는 식사법을 알아야 한다.

두 가지 사실에 대하여 각각 구체적으로 살펴보자.

혈당치를 높이지 않는 음식이란

당질이 들어 있지 않은 음식은 혈당치를 높이지 않는다.

구체적으로는 채소(뿌리채소는 제외), 버섯, 해조류, 콩류, 육류, 생선, 두부는 혈당치를 거의 올리지 않는다.

이와 달리, 밥, 빵, 면류 등의 탄수화물, 고구마 등의 당질이 많은 뿌리채소, 호박 등의 당질이 많은 채소, 설탕이 잔뜩 들어 있는 청량 음료수 등은 혈당치를 크게 상승시킨다.

당질 중독에서 벗어나기 위해서 어떤 음식에 당질이 많은지 혹은 적은지를 제대로 아는 것이 필수적이다. 우선은 이런 지식을 몸에 익혀야 한다. 자세한 것은 권말의 〈식품에 포함된 당질량〉 리스트를 참고해주기 바란다(도표 21). 단, 함정이 있다는 것도 잊지 말아야 한다.

슈퍼마켓이나 편의점에서 판매하는 반찬이나 가공품에는 상당한 당질이 포함된 경우가 있다. 예를 들어 불고기 하나를 먹어도 집에서 만드는 것과 판매하는 것은 분명 차이가 있다.

반죽할 때 밀가루를 상당량 사용하는 경우도 있는데 '달지 않으니까', '채소 반찬이니까' 괜찮다고 할 수는 없다. 이런 경우는 직접 만드는 과정을 보지 않고서는 어떤 재료가 들어갔는지 알 수 없다.

튀김옷도 주의해야 한다. 닭튀김은 인기 있는 음식이다. 닭고기 자체와 튀기는 기름은 혈당치에 영향을 주지 않지만 탄수화물 덩어리인 튀김옷이 문제다. 같은 튀김옷이라도 튀김옷이 아주 얇은 것과 두꺼운 것은 혈당치를 상승시키는 정도에 상당한 차이가 난다.

내가 진료하는 어떤 환자는 무언가를 먹을 때마다 혈당치를 체크하기 때문에 이런 것도 개별적으로 파악하고 있다.

'저 가게 튀김은 생각만큼 안 올라간다.'

'제조회사 A의 냉동 햄버거는 꽤 올라간다.'

'멜론빵은 대체로 엄청 올라간다.'

'만두는 밀가루 반죽으로 껍질을 만들기 때문에 먹으면 안 된다.'

이런 식으로 여러 가지 정보를 우리에게 알려준다.

독자 여러분도 '리브레'라는 기기를 사용하면 혈당치를 쉽게 측정할 수 있다. 그런데 굳이 그렇게 하지 않더라도 매일 먹는 음식과 체중을 기록해두면 어떤 음식이 혈당치를 높이는지 대충 파악할 수 있다.

혈당치를 올리지 않는 식사법이란

'나는 라면을 너무 좋아하는데 먹고 싶은 걸 참아야 한다면 당질 중독 상태로 있어도 괜찮아'라는 환자가 있었다. 인생 뭐 있어, 라며 좋아하는 것을 먹으면서 살고 싶다는 마음을 모르지 않는다.

나는 당질을 전혀 섭취하지 말라고 할 생각은 없다. 그렇게 극단적으로 강요하면 뇌가 폭주해서 결국 더 많은 양의 당질을 섭취하게 될 수도 있다.

중요한 것은 뇌를 속인다는 점이다. 기분을 잘 맞춰가면서 지금까지의 식습관보다 당질을 조금씩 줄여가는 게 최선의 길이다.

이때 같은 양의 당질이라도 먹는 방법에 따라 혈당치의 상승 상태가 다르다는 것을 알아두면 상당히 도움이 된다.

예를 들면 흰 쌀밥 한 그릇을 먹는다고 하자. '다른 건 먹지 않고 이 밥만 먹는 게 제일 좋을 거야'라는 생각은 틀렸다. 반찬도 같이 먹는 게 좋다.

다음의 사실을 분명히 알고 있어야 한다.

---

① 탄수화물만 먹는 것이 아니라, 지질이나 단백질과 함께 먹으면 혈당치가 잘 오르지 않는다.
② 탄수화물을 먹기 전에 식이섬유가 많은 채소 같은 것을 먹어두면 혈당치가 잘 오르지 않는다.

이렇게 하면 전혀 참을 필요가 없고 오히려 많이 먹을 수도 있다. 자, 이제 조금 더 구체적으로 살펴보도록 하자.

탄수화물은
단독으로 먹지 않는다

도표 14에 나오는 내용은 〈유럽 임상영양학 학술지 European Journal of Clinical Nutrition〉라는 신뢰도 높은 의학지에 실린 실험 결과 데이터다.

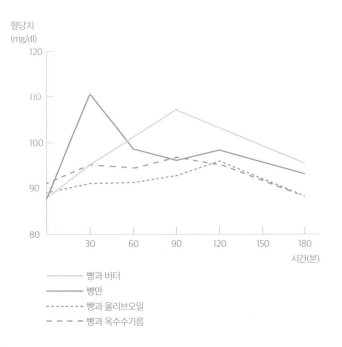

도표 14. 빵을 먹었을 때의 혈당치 변화

이 실험에서는 건강한 사람을 대상으로 빵만 먹었을 때, 버터를 발라서 먹었을 때, 올리브오일에 찍어 먹었을 때, 옥수수기름에 찍어 먹었을 때의 4가지 경우에 대한 혈당치 변화를 조사했다.

그래프를 보면 단번에 알 수 있다. 빵만 먹었을 때 혈당치가 가장 높게 올라간다. 유지류를 소화하느라 방해받는 일 없이 포도당을 순조롭게 흡수할 수 있기 때문이다. 반면에 유지류를 함께 섭취하면 빵을 소화하는 데 시간이 걸려서 포도당 흡수가 늦어진다. 올리브오일을 추천한 이유를 이해할 수 있을 것이다.

즉, 같은 빵이라고 해도 식빵보다 버터를 듬뿍 넣어 반죽해서 만든 크루아상을 먹는 게 더 좋다는 뜻이다. 속 재료를 많이 넣은 샌드위치라면 더욱 좋다.

칼로리만 생각해서는 안 된다. 특히 탄수화물을 먹을 때 칼로리를 낮추려고 탄수화물만 '단독으로' 섭취하는 것은 최악의 선택이다.

칼로리만 생각하면 '장국에 찍어 먹는 메밀국수', '부재료가 거의 없는 삼각김밥'을 먹어야 할 것이다. 실제로 이런 식으로 잘못된 노력을 하는 사람도 있다. 유감스럽지만 애써 노력했더니 '흡수에 방해받지 않고 혈당치가 잘 오르는' 상태를 만들어버린 셈이다. 메밀 국수도 삼각김밥도 샌드위치도 칼로리가 높아지더라도 건더기가 많이 들어 있는 것을 선택하는 것이 정답이다.

탄수화물은
마지막에 먹는다

라면을 먹고 싶다면 단순하게 라면만 먹기보다는 해물라면이 좋다. 먹는 순서는 해물을 먼저 먹고 면은 마지막에 먹는다.

한때 '먹는 순서 다이어트'가 유행했다. 정식을 먹는다면, 우선 작은 그릇에 담긴 채소를 먹고 다음으로 고기와 생선 등 메인 요리를 먹은 뒤 마지막으로 밥을 먹는다. 의학적으로 봐도 이 방법이 이치에 맞다.

탄수화물을 먼저 먹어버리면, 이것이 포도당으로 분해되고 분해된 포도당이 계속 흡수되어 혈당치가 크게 상승한다.

하지만 식이섬유가 풍부한 채소와 소화하는 데 시간

이 걸리는 단백질을 먼저 먹으면 포도당이 천천히 흡수되어 급격한 혈당 상승이 일어나지 않는다. 결국에는 똑같은 내용물의 정식을 다 먹어 치운다고 해도 식사법에 따라 당질 중독이나 비만을 멀리할 수 있다.

식사할 때는 먼저 채소와 단백질부터 먹는 습관을 들이자. 탄수화물은 마지막에 먹는다.

직접 메뉴를 선택할 수 있을 때는 반드시 채소를 넣도록 한다. 섬유질이 많은 채소는 잘 씹어야 한다. 잘 씹으면 뇌의 포만 중추에서 '많이 먹었는데요'라는 신호를 보내게 되고, 결과적으로 마지막에는 탄수화물을 적게 먹을 수 있다.

당질이 가득한 환경을 멀리한다

금연할까 고민하고 있는 니코틴 중독자가 눈앞에 담배와 라이터, 그리고 재떨이가 보이면 어떻게 할까. 당연히 불을 붙여서 피우게 될 것이다. '그런 상황에서도 참을 수 있는 의지력이 필요하다'는 주장은 비과학적이다.

진심으로 금연하고 싶다면 먼저 담배를 사지 말아야 하고 담배를 파는 가게에 가까이 가지도 말고 라이터도 재떨이도 모두 버려야 한다. 그리고 흡연이 가능한 가게에는 가지 않도록 해야 한다. 이런 식으로 철저하게 환경을 바꾸어야 한다.

이것을 당질 중독에 적용시키면 어떻게 될까? '음식을 사지 않는다', '탄수화물을 파는 가게에 가지 않는다'라고 해야 하겠지만 그렇게 할 수는 없으니까 더 힘들다. 그래도 할 수 있는 것이 많다.

예를 들어, 라면을 좋아하는 사람이라면 대형 마트에 갈 때도 라면을 많이 파는 매대 쪽으로는 발길을 돌리지 않도록 한다. 퇴근길에 무심코 편의점에 들러 과자를 구입하는 습관이 있다면, 귀가 경로를 바꿔서 편의점 앞을 지나가지 않거나 편의점 쪽을 아예 쳐다보지도 않도록 한다.

먼저, 자신의 하루 행동을 적어보고 언제 당질을 섭취하는지, 그 당질이 든 식품을 어디에서 샀는지에 대해 검증해본다. 그리고 최대한 그런 행동을 하기 어려운 환경에 머물도록 한다.

대체 행동을
활용한다

우리가 어떤 행동을 취하는 데는 그만한 이유가 있다.

예를 들면, 어느 카페에 갈 경우 '새로 오픈한 카페가 장사가 잘되는지 궁금해서', '친구에게 소개받아서', '앉아서 쉴 곳이 필요해서', '공짜 쿠폰을 받았으니까' 등 크고 작은 여러 가지 계기가 있어 방문했을 것이다. 카페에 가는 행동을 습관적으로 반복하는 이유는 뭔가 보상을 받을 수 있다는 것을 알고 있기 때문이다.

그 카페의 음료가 정말로 맛있다든가, 창에서 보이는 경치가 예쁘다든가, 종업원 중에 관심을 끄는 사람이 있다든가, 그곳에 가면 좋은 일이 있다고 생각하면 반복해서 가게 된다.

이런 것이 카페에 다닐 정도의 이유가 된다면 문제없겠지만, 결과적으로 자신에게 나쁜 영향을 미치는 행동이라면 그만둬야 한다.

- 탄수화물을 많이 먹는다.
- 담배를 피운다.

- 도박에서 큰돈을 건다.
- 심야까지 게임이나 SNS를 계속한다.
- 명품을 계속 구매한다.

이처럼 중독 증상이라 할 수 있는 행동을 '멈추고 싶다'고 생각하면서도 반복하는 것은 '공복을 느끼기 때문에', '짜증나서', '스트레스가 쌓이니까'라는 이유 때문만은 아니다. '그런 행동을 계속하면 기분이 후련해지는' 일시적 보상을 받을 수 있다는 점도 크다. 그 보상이 바로 눈앞에 있기 때문에 좀처럼 뇌의 충동을 통제할 수 없는 것이다.

이런 경우 '계기'와 '보상' 사이의 '행동'을 다른 것으로 바꾸는 것도 좋은 방법이다. 전문 용어로 말하자면 '대체 행동'을 선택하는 것이다.

당질을 먹고 싶어 도저히 참을 수 없다고 느낄 때, 뭔가 기분이 후련해지는 다른 행동은 없을까.

- 좋은 향이 나는 바디워시로 샤워를 한다.
- 좋아하는 가수의 노래를 듣는다.
- 멋진 운동복을 차려입고 스포츠를 즐긴다.

• 귀여운 애완동물을 데리고 산책을 나간다.

생각해보면 여러 가지 방법이 떠오를 것이다. 이런 대체 행동을 몇 가지 준비해두자. 그리고 '대체 행동을 할 수 있는 것이 아주 많다'고 생각하고 마음을 편히 가지면서 천천히 생각해보는 것도 중독에서 벗어나는 데 크게 도움이 된다.

게임처럼 만들어 자신에게 보상을 준다

게임처럼 '내가 나에게' 보상을 주는 방법도 있다.

지금까지는 당질을 섭취함으로써 '혈당치가 올라가 일시적으로 기분이 좋아진다'라는 보상을 받아왔다. 그런데 이것을 당질을 제한하면 '내가 나에게 보상을 주는' 식으로 바꾸는 것이다. 미리 보상할 내용을 정해놓고, 당질을 제한하면 보상을 주는 식으로 '게임'처럼 생각하면 당질 제한도 즐겁게 할 수 있다.

예를 들어, 일주일 동안 당질 제한을 했다면, 그 주

말에는 영화를 보기로 하는 것도 좋은 방법이다. '이번 주에는 뭐가 좋을까'라며 미리 찾아보고 즐거운 마음으로 기다리게 된다면 혼자만의 게임에도 즐거움을 만끽할 수 있을 것이다.

한층 더 엄격하고 높은 효과를 기대할 수 있는 방법도 있다.

지금까지 당질 섭취를 위해 써왔던 돈을 보상으로 바꾸는 것이다. 만약 퇴근길에 라면을 먹는 것이 습관이었다면 먹지 않는 날에는 보상으로 그 금액만큼 저축한다. 물론 참지 못하고 라면을 먹어버렸다면 그날의 저축액은 0원이 된다.

좀 더 단순하게 '그동안 당질 섭취를 위해 하루에 얼마나 헛돈을 썼는지' 계산해봐도 된다. 평균 5,000원을 썼다면, 당질 제한을 한 날에는 5,000원을 저축하고 못한 날에는 저축을 못하게 된다.

저금통이든 인터넷 뱅킹이든 상관없다.

이렇게 모은 돈으로 사고 싶은 것을 미리 구체적으로 적어보고 가격도 알아본다. 3만 원짜리 수첩이나 300만 원짜리 고급 시계 같은 것도 좋을 것이다. 엑셀 프로그램을 이용하든지 해서 저축할 때마다 정확하게 금액을 기록하는 것이 요령이다. 모인 보상금이 상품을 살 수 있는 금액이 되면 즉시 스스로에게 상품을 안겨준다.

주체적인 발상이 중요

당신이 케이크를 먹으러 다니는 동호회에 들어갔다고 하자.

다음 달 동호회 일정이 정해져서 "자, 먹으러 갑시다"라는 권유를 받았다. 하지만 당신은 당질 중독에서 벗어나기로 이제 막 결심한 참이다. 자, 어떻게 거절해야 할까.

이때 "저는 못 가요"와 "저는 안 갈게요." 중 어느 쪽을 말하는가에 따라 결과는 크게 달라진다.

어떤 조사에서는 '나는 운동을 쉴 수 없다'고 말한 사람의 지속률은 10%였던 데 반해 '나는 운동을 쉬지 않는다'고 말한 사람의 지속률은 80%로 높았다고 한다. 후자가 전자에 비해 심리적인 주도권을 쥐고 있기 때문일 것이다.

그래서 앞으로 당질 섭취량을 줄여가는 데서도 '나는 먹을 수 없다'라는 식의 소극적인 방식이 아니라, '나는 먹지 않겠다'라는 주체적인 발상이 중요하다.

이것은 '의지를 강하게 가져라'는 뜻이 아니다. 사소한 언어 선택 하나에도 결과가 다를 수 있기 때문에 무엇이든 이용하자는 것이다. 고집스럽게 중독된 뇌를 상대할 때는 여러 가지 작은 요령도 필요하다.

'먹은 즉시' 운동으로 제거하기

동료와 함께 점심 식사하러 나갈 때 "나는 탄수화물은 안 먹습니다"라고 말하기 어렵다. 게다가 무엇보다도 '참지 못하고 라면을 먹어버리는' 일도 있을 것이다.

그럴 때도 먹은 직후 운동을 하면 혈당치를 올리지 않을 수 있다.

당질을 먹기 시작한 지 15분이 지나면 혈당치가 오르기 시작하므로 우물쭈물하지 말고 바로 몸을 움직여야 한다. 점심시간 후에는 여유롭게 차를 마실 것이 아니라 빠른 걸음걸이로 회사로 돌아오는 것도 좋은 방법이다.

발뒤꿈치를 올렸다 내렸다 하는 운동을 비롯해서 어떤 것이든 좋지만, 가장 추천하고 싶은 것은 스쾃이다. 스쾃은 장소와 상관없이 할 수 있고, 대퇴 사두근이라는 큰 근육을 단련함으로써 전신의 근육을 유지할 수 있다.

특히, '운동하고 있을 시간이 없다'는 사람에게는 '12초 스쾃'을 추천한다. 이름 그대로 스쾃 한 번에 12초 걸린다. 천천히 허리를 내렸다가 천천히 일어나므로 허벅지 쪽으로 부하가 많이 걸려 효과가 크다. 이 동작을 10회만 하면 섭취한 탄수화물이 소멸된다.

악성도가 높은 당질에 주의한다

제2장에서 언급했듯이 액체 상태가 된 당질은 고형 상태일 때보다 혈당치를 상승시킨다.

예를 들면 많은 사람이 '건강에 좋다'고 생각하는 신

선한 오렌지주스를 생각해보자.

과일은 대체로 혈당치를 높이지만, 그래도 오렌지를 통째로 먹는다면 하나로 충분하며 섬유질도 섭취할 수 있다.

하지만 신선한 주스를 만들기 위해서는 오렌지를 5개 정도 사용해서 즙을 만들고 섬유질은 버린다. 즉, 당질만, 당질 덩어리만 대량으로 섭취하게 된다.

편의점에서 판매되는 저렴한 주스는 과일 부분은 줄이고 여러 가지 당분을 첨가한 것이다.

이러한 액체 당질은 씹을 필요도 위에서 소화할 필요도 없이 그대로 소장으로 내려간다. 그리고 순식간에 혈당치를 높인다.

같은 '당질'이라고 해도 악성도에는 등급이 있다.

달콤한 청량음료, 설탕이 들어 있는 캔 커피, 주스 등은 '악성도 넘버 1'이다. 이런 것들은 인간이 살아가는 데 전혀 필요하지 않는 식품이므로 확실히 끊어버리자(도표 15 참조).

액체 음료 중 섭취해도 되는 것은 기본적으로 물뿐이다. 물 이외에 설탕이 들어 있지 않은 차, 허브티, 블랙커피 정도를 즐기면 된다.

"설탕이 들어 있지 않으면 되니까 다이어트 콜라 같

도표 15. 인체를 망가뜨리는 당질 워스트 5

악성도 1위 **설탕이 들어간 캔 커피, 청량 음료수, 주스 등**

이런 음료는 애초에 인간이 살아가는 데 전혀 필요하지 않다. 당질 중독에 빠져 있어서 마시고 있다는 사실을 인식하고 반드시 끊어야 한다.

악성도 2위 **설탕이 들어간 간식류**

흰 설탕은 인간이 만들어낸 부자연스러운 물질이다. 케이크나 도넛 등의 달콤한 간식에는 하얀 설탕이 잔뜩 녹아 있다는 것을 잊지 말아야 한다.

악성도 3위 **과일**

비타민과 미네랄이 풍부하므로 앞의 2가지보다는 낫다. 다만 오늘날의 과일은 당도가 높아지도록 개량되어 예전의 자연산 과일과는 다르다. 과일의 과당은 포도당보다 더 쉽게 지방으로 축적되므로 살이 찌기 쉽다. 특히 주스로는 먹지 말아야 한다.

악성도 4위 **백미, 흰 빵, 우동 등**

아침 식사로 토스트를 먹거나 점심에 정식으로 밥을 먹거나 하는 것은 상관없다. 다만 양을 줄이는 것이 중요하다. 우동이나 메밀국수, 라면, 파스타 등 '단품 음식'은 아무래도 당질을 지나치게 섭취하게 되므로 주의해야 한다.

악성도 5위 **현미, 통밀 빵, 감자류**

정제된 흰 쌀밥이나 흰 빵에 비해 미네랄이 풍부하므로 같은 양이라면 이런 종류를 추천한다. 하지만 당질이라는 사실 자체는 변함이 없으므로 역시 과식을 하면 살이 찐다.

은 건 괜찮겠지?"라고 생각할 수도 있다. 하지만 분명히 끊는 편이 좋다.

2017년에 미국 심장학회 학술지인 〈스트로크 stroke〉지에 발표된 연구에서, 인공 감미료가 들어간 음료를 마시면 섭취량에 비례해서 뇌졸중과 치매가 증가한다는 보고가 있다.

또 인공 감미료가 장내 세균총을 변화시켜 당대사에 영향을 준다는 것은 이전부터 알려진 사실이다. 당뇨병이나 비만에 대한 대책으로 인공 감미료를 사용하는 경우도 있지만 오히려 나쁜 작용을 할 가능성이 크다.

어쨌든 우리 몸에는 '달콤한 액체가 전혀 필요 없다'는 것을 명심하자.

악성도 2위 이하는 도표 15를 꼭 참조하기 바란다.

알코올에는
당질이 전혀 없는 것도 있다

술을 못 마시는 사람들이 실망할지도 모르지만, 당질 제한은 술을 좋아하는 사람이 더 쉽게 할 수 있다.

도표 16. 술이 혈당치와 인슐린 분비량에 주는 변화

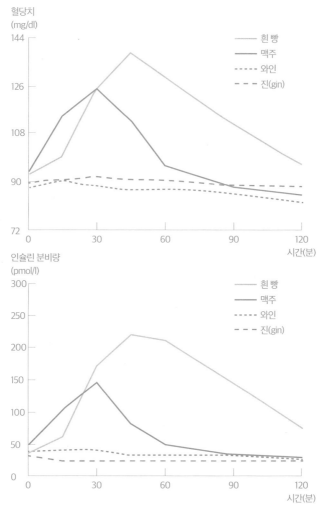

참조: 《일본인 90%가 오해하고 있는 당질 제한(日本人の9割が誤解している糖質制限)》, 마키타 젠지

알코올은 의외로 혈당치를 올리지 않기 때문이다(도표 16 참조).

특히 위스키, 소주 등의 증류주에는 당질이 전혀 들어 있지 않으므로 아무리 마셔도 당질에 중독되지 않는다. 다만 알코올 중독이라는 또 다른 위험성이 있으니 절제할 필요가 있다.

비교적 당질이 많이 들어 있는 것이 맥주다. 350밀리리터 레귤러 1캔을 마시면 약 10그램의 당질을 섭취하게 되므로 1캔으로 만족하고, 부족하다면 당질 제로의 발포주로 바꾸는 것이 좋다.

일본주에도 당질이 들어 있지만 별로 걱정할 정도는 아니다. 일본주로 반주를 즐기는 사람은 그런 습관을 끊지는 않을 것이다.

나는 오로지 쌉쌀한 맛의 화이트 와인을 즐긴다. 화이트 와인에 들어 있는 미네랄 성분에 살이 빠지게 하는 효과가 있다는 것이 독일 연구에서 밝혀졌다.

레드 와인은 폴리페놀 성분이 항산화 작용을 하므로 추천한다.

이처럼 술은 혈당치를 거의 높이지 않으며 닭꼬치, 완두콩, 치즈, 회, 냉두부 등 인기 있는 안주도 당질을 별로 함유하고 있지 않다(감자튀김은 금지).

문제는 탄수화물로 마무리를 하는 것이다. 당질 중독에 빠져 있으면 술기운에 집에 돌아오는 길에 라면 한 그릇으로 마무리하기 쉬우니 주의하자.

이처럼 당질 제한은 알코올도 즐길 수 있으므로 결코 고통스러운 방법이 아니다. 부디 즐기면서 도전해보길 바란다.

다음 장에서는 궁극적인 다이어트 방법으로 당질 중독 탈출법에 대해 알아본다. 구체적으로 당질 섭취를 어느 정도로 해야 하는지, 혈당치를 어느 수준으로 유지해야 하는지, 수치로 설명하므로 살이 찌지 않은 사람도 많이 참고하기 바란다.

제3장 복습

- 당질 중독에서 탈출하기 위해서는 행동 수정이 필수적이다.
- 중요한 것은 어떻게 자신의 뇌를 속이는가 하는 것이다.
- 혈당치를 높이지 않는 음식을 알아야 한다.
- 혈당치를 올리지 않는 식사법을 알아야 한다.
- 탄수화물을 단독으로 먹는 것은 최악이다.
- 채소와 단백질을 먼저, 탄수화물은 마지막에 먹는다.
- 당질에 가까이 가지 않는 생활로 바꾸자.
- 당질을 제한했다면 자신에게 보상을 주자.
- 먹은 직후에 운동하면 혈당치가 올라가지 않는다.
- 당질이 들어 있는 탄산음료와 캔 커피 등의 음료는 평생 마시지 않는다.
- 위스키, 소주, 화이트 와인은 추천한다.

당화혈색소를
8%대에서 6%대로 낮추는 데 성공한
식욕이 왕성한 52세 남성

나는 50대 남성으로 15년간 당뇨병 치료를 하고 있다. 심한 당질 중독 상태라는 것을 알고는 있었지만, 바쁜 업무에 쫓겨 뇌와의 싸움에서 계속 패배해왔다. 최근 몇 년간은 당화혈색소도 7%대 후반에서 8%를 넘어섰다(정상치는 6.2% 이하).

더욱이 지금은 신형 코로나 위기 상황이다. "당화혈색소가 8%를 넘으면 코로나에 걸렸을 때 위독해지기 쉬워요"라는 말을 마키타 선생님에게 들어서 2021년 3월부터 리브레를 장착하기로 했다. 전용 측정기가 아니라 스마트폰으로 측정할 수 있게 된 것도 내가 시도해볼 마음을 먹은 계기가 되었다.

이미 오래된 당뇨병 환자이므로 혈당치는 80~180을 목표치로 설정했지만, 이전처럼 식사를 하면 혈당치는 다시 200~250을 넘어버린다.

리브레를 장착하고 최초로 시도한 것이 오므라이스인데, 쉽게 목표치를 넘겨버렸다.

하지만 원래 대식가이기도 해서 단식을 하는 다이어트는 무리라는 걸 알고 있었기에 탄수화물도 먹으면서 양을 억제하는 것을 목표로 해보았다. 실시간으로 혈당치를 측정해서 혈당치가 너무 올라간 식사 패턴은 피하는 식으로, 나에게 별로 엄격하지 않은 느슨한 규칙에 따라 시도해보기로 했다.

실제로 측정해보면 무엇을 먹으면 수치가 오르는지 알 수 있다. 기본적으로는 탄수화물이 문제다. 그리고 간편하게 많이 먹을 수 있는 종류의 음식이 가장 많이 오른다는 것을 알게 되었다.

나의 경우, 예를 들면 편의점에서 만든 삼각김밥이 문제였다. 한 번에 2~3개 정도는 당연하다는 듯이 먹었었는데 간편함에 비해 혈당치 상승이 엄청났다. 스낵 과자도 마찬가지다. 한 봉지를 순식간에 다 먹어치우고도 뭔가 부족한 느낌이 들었다.

그런 점에서 의외였던 것이 라면과 샌드위치였다. 혈당치를 계속 측정하는 중에 라면을 먹는다는 것은 상당한 용기가 필요하지만, 다른 건더기가 많이 들었다거나 면의 양이 약간 적은 가게에서는 생각만큼 수치가 올라가지 않았다. 또 이전까지는 그런 적이 없었지만 '면을 조금만' 달라고 주문해서 먹어봐도 만족감은 거의 비슷하다는 것도 알게 되었다. 샌드위치도 채소를 비롯한 다른 속 재료가 많을수록 삼각김밥이나 보통의 단 빵보다 수치가 많이 오르지 않는다는 것을 알 수 있었다. 그런데 같은 면류라도 우동은 내가 좋아하는 것이기도 해서 먹다 보면 면을 과식해버린다.

결국은 탄수화물의 양이 문제인 걸까. 그렇게 생각한 후부터는 슈퍼마켓이나 편의점에서 물건을 살 때도 성분표를 꼼꼼하게 살펴보고, 당질, 탄수화물의 양을 확인해보게 되었다(지금까지 왜 그렇게 하지 않았을까). 이전까지는 지식으로 알고 있었지만 실감하거나 행동과 연결해보지 않았다. 탄수화물을 완전히 끊는 것이 아니라 양을 줄이는 것을 목표로 했다. 달콤한 것은 원래 많이 섭취하지는 않았는데 실험해봤더니 초콜릿은 오히려 별문제가 없었다. 한 번에 많이 먹지 못하기 때문이다. 밀가루로 만든 과자류는 먹지 않도록 했다. 또 과일도 의외로 많이 먹게 되므로 주의해야 한다.

내 경우에는 당질 중독인 문제와 더불어, 먹는 것 자체에 대한 의존 경향이 높기 때문에 그 후에도 나도 모르게 편의점 쪽으로 발길을 향하곤 했다. 그래서 부끄럽지만, 탄수화물이 아닌 '간식'을 개발하게 되었다. 간식 종류로는 샐러드 치킨, 어묵, 오징어, 김 등이 있다 (웃음). 이전부터 의사에게 '과자보다 견과류를 먹는 게 좋다'는 말을 들어왔는데, 실제 혈당치를 측정해보니 의사의 말이 맞았다는 것을 새삼 실감했다. 지금 우리 집에는 병에 든 견과류가 항상 준비되어 있다.

집밥 이외에 탄수화물이 없는 외식은 사실상 불가능하다고 생각했었는데, 실제로 당질 제한 모드에 돌입하니 뜻밖에도 패스트푸드점 등 많은 곳에서 저당질 메뉴가 준비되어 있다는 것을 알게 되었다. 그런 메뉴가 오래전부터 있었는데도 당질 중독자의 시야에는 들어오지 않았던 것이다.

쌀 대신 콜리플라워 라이스를 활용한 카레라든지, 달콤한 빵 대신 양상추를 넣은 햄버거 등은 나의 새로운 '단골 메뉴'가 되었다. 중화요리를 먹을 때는 채소볶음 등을 단품으로 주문해서 함께 먹는 요령도 터득했다. 식품 매장에서는 곤약을 섞어서 만든 면도 판매하고 있는 것을 보고 저당질의 세계는 생각했던 것보다 훨씬 넓다는 사실을 알게 되었다.

지금도 가끔은 초밥이나 우동만 단품으로 먹어버려 혈당치가 상승하는 바람에 식은땀을 흘리기도 하지만 한 번에 먹는 양은 확실히 줄었다. 계속 혈당치를 측정하고 있노라면 게임을 하고 있는 듯한 착각이 들기도 한다. 혈당치가 한번 급등하면 1주일, 심지어 1개월의 평균치에도 영향을 미친다. 고생해서 겨우 수치를 낮춰왔는데 잠깐 폭식을 했다는 이유로 원래대로 돌아가 버릴 때는 정말 억울하다는 생각이 들었다.

진수성찬을 먹었다면 몰라도 아무 생각 없이 집어 든 삼각김밥 때문에 혈당치가 엉망이 되는 원통함이라니(사실은 여러 번 체험했지만). 다행히 나는 습관적으로 음주를 하지는 않는다. 음주에 탄수화물까지 더해지면 제어가 잘 되지 않아 힘들 것이다.

이런 식으로 당질 제한을 느슨하게 하고 있지만, 반년 동안 계속하면서 당화혈색소는 무려 8%대에서 6%대로 떨어졌고 몸무게도 약 5킬로그램 줄었다. 어떻게든 뇌에 '조금 먹고 만족한다', '급하게 허둥지둥 먹기는 아깝다'는 것을 알려주고 싶다.

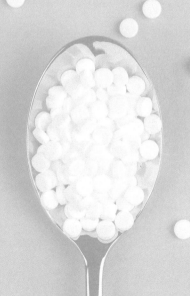

당질 중독 치료의
마지막 방법은 다이어트
-실천편-

살을 빼야 하는 기준

당질 중독으로 인해 살이 찐 경우 사망률이 상승하는 것은 BMI가 27이 넘었을 때다. 그러므로 일단 BMI 27까지 체중을 내리는 것을 목표로 하자.

BMI 27의 체중은 다음 계산식으로 산출할 수 있다.

키(미터)×키(미터)×27

만약 키가 170센티미터인 사람이라면 '1.7×1.7× 27=78.03'이 된다. 즉, 키가 170센티미터라면 78킬로그램까지 빼지 않으면 사망률이 높아진다는 뜻이다(도표 17 참조).

물론, 적정 체중인 BMI 22 정도까지 노력해도 되지만, 상당히 살이 찐 사람이 비현실적인 목표를 설정하면 힘들 수 있다. 그것보다 달성하기 쉬운 목표를 설정해두고 거기에 도달하면 일단 성취감을 맛보고, 다시 새롭게 목표를 설정하는 것이 합리적이다.

그런데 제2장에서 언급한 것처럼 몸이 너무 마른 것도 건강에 좋지 않다. 과체중이 되면 심근경색이 될 가능성이 크지만 너무 마르면 뇌출혈이 될 가능성이 높아지는데, 이는 특히 중장년 여성에게서 두드러지게 나타난다.

뇌출혈은 젊은 사람에게는 거의 일어나지 않는다. 나이가 들수록 대체로 혈관 내벽이 약해지는데 너무 마르면 총콜레스테롤 수치가 저하되어 혈관이 찢어지기 쉬워진다. 그래서 50세가 넘은 여성은 체중이 너무 내려가지 않도록 주의해야 한다. BMI 18.5 이하로 내려가지 않도록 하자. 예를 들면 키 158센티미터인 여성의 경우 46~67킬로그램 범위 내에서 체중을 유지하는 것이 좋다.

내 환자 중 50대 여성은 "너무 마르면 주름이 두드러지고 늙어 보여요"라며 적정 몸무게보다 조금 더 많은 BMI 23을 기준으로 삼고 있다. 이런 식으로 목표를 조금 완만하게 설정해도 괜찮다.

초조한 마음에 결과를 빨리 내려고 할 필요는 없다. 살이 찌면 여러 가지 심각한 질병에 걸리기 쉬운 것은 틀림없는 사실이지만, 지금 당장 눈앞에 죽음이 닥치는 것은 아니다. 긴급하게 서두를 문제는 아니기 때문에 차분하게 대처해나가도록 하자.

도표 17. BMI 27 조견표(소수점 3자리는 반올림)

키 150cm	몸무게 60.75kg
152	62.38
154	64.03
156	65.70
158	67.40
160	69.12
162	70.86
164	72.62
166	74.40
168	76.20
170	78.03
172	79.88
174	81.75
176	83.64
178	85.55
180	87.48
182	89.43
184	91.41

예를 들어, 간에 지방이 너무 많이 쌓이는 '지방간'은 체중을 5%만 줄이면 좋아진다. 지금의 체중이 60킬로그램인 사람이 지방간 진단을 받았다면 3킬로그램을 감량하면 낫는다. 몸무게를 조금 줄이기만 해도 건강상의 효과를 실감할 수 있기 때문에 조금씩 즐거움을 맛보면서 체중을 줄여나가자.

최악의 상황은 무리하게 감량했다가 이전보다 체중이 더 늘어나는 요요 현상이 나타나는 것이다. 이런 식으로는 그전보다 건강하지 못한 몸이 된다. 좀 더 현명하게 생각해보고 행동하자.

과학적으로 대처하는
두 가지 다이어트법

비만은 단순히 양을 너무 많이 먹어서 생기는 것이 아니다. 살이 쪘다는 것은 당질 중독 상태라는 말과 같다는 인식이 필요하다.

이런 사실을 이해하지 못하면 공복 상태를 힘들게 참으면서 칼로리 섭취를 줄이거나 운동을 격렬하게 하는 식의 잘못된 다이어트로 치달을 수 있다. 그러다가 무리하면 요요를 반복하게 된다.

비만을 해소하기 위해서는 그 근본 원인인 당질 중독이 어떤 것인지 올바르게 이해한 후 과학적으로 대처해나가는 것이 반드시 필요하다.

내가 권장하는 다이어트법은 크게 다음 두 가지 요소로 구성된다.

> **① 당질 섭취량을 줄인다**
> 하루의 당질 섭취량을 60그램 이하로 억제하면 누구라도 분명 살을 뺄 수 있다. 다만 중증으로 당질에 중독된 사람은 갑자기 60그램까지 줄일 수 없기 때문에 단계를 밟아나간다.
>
> **② 혈당치를 낮게 억제한다**
> 식사를 한 후에도 혈당치가 140을 넘지 않도록 조절한다. 혈당치가 오르면 비만이 발생하기 때문이다. 혈당 조절을 위해서는 연속 혈당 측정기인 '리브레'가 필요하다.

당질 섭취량을 줄이면 혈당치가 잘 오르지 않으므로, 리브레를 사용하지 않을 경우에는 '①'을 철저하게 실행해야 한다.

하루의 당질 섭취량을 계산하는 것이 귀찮은 사람, 못하겠다고 하는 사람은 '②'를 활용하는 것이 좋다.

다음 항부터 각각의 요소에 대해 자세히 알아보자.

당질 섭취량을
줄이는 방법

하루의 당질 섭취량을 60그램 이하로 억제하면 매일 100~200그램씩 살이 확실하게 빠진다. 10킬로그램을 줄이고 싶은 사람에게 100그램은 사소하겠지만, 매일 줄여나가다 보면 반드시 목표 체중에 도달할 수 있다.

여기서 당질 60그램이란 음식 자체의 중량이 아니다. 예를 들어, 밥 한 그릇의 중량은 약 150그램이지만 여기에 포함된 당질은 약 55그램이다. 밥 60그램이 그대로 당질 60그램이 된다는 뜻이 아니다. 하지만 밥 한 공기를 먹으면 그것만으로 당질을 55그램 섭취하게 된다. 우동 한 그릇에도 약 57그램의 당질이 들어 있다.

그래서 중증의 당질 중독으로 심하게 살이 찐 사람에게 하루에 당질 60그램만 섭취하라는 것은 무리한 요구이므로 단계를 밟아 줄여나가야 한다. 처음에는 하루 당질 섭취량 120그램까지는 괜찮다. 120그램을 섭취하면 살이 빠지지는 않지만 '더 이상 살이 찌지 않는' 상태가 된다. 120그램에 익숙해지면 100그램까지 줄여보자.

하루 당질 섭취량을 100그램으로 억제할 수 있다면 중증의 당질 중독에서는 벗어났다고 할 수 있다. 이런 수준까지 왔다면 이제 60그램까지 억제해서 서서히 체중을 감량해나가자.

이 책의 마지막 부분 도표 21에 대표적인 식재료와 식품의 당질량을 표로 만들어두었으니 60그램 이하로 억제하는 데 참고로 하면 좋을 것이다. 〈식품 성분표〉를 이용하면 더 확실하게 실행할 수 있다. 밥이나 우동은 당질량을 파악하기 쉽지만, 반찬이나 가공품의 경우에는 파악하기 어렵다. 하지만 하다 보면 알 수 있게 된다.

자신이 먹은 것과 체중의 변화를 비교해봄으로써 '걸쭉한 중국 음식에 당질이 잔뜩 들어 있는 것 같은데'라는 생각을 할 수 있게 된다.

혈당치를
낮추는 방법

자신의 혈당치를 파악해두는 것은 누구에게나 상당히 효과적인 건강관리 방법이다.

이 혈당치에 대해서 '병원에 가야 측정할 수 있다', '당뇨병이 아니라면 측정할 필요가 없다'는 생각은 버려야 한다.

지금은 '리브레'라는 훌륭한 연속혈당측정기가 있어서, 유명한 운동선수도 체력 관리에 활용하고 있다. 일본 후생노동성의 인가도 받은(한국에서도 식품의약품안전처로부터 '만 4세 이상 당뇨병 환자의 혈당 측정' 용도로 사용 허가를 받음-옮긴이) 신뢰할 수 있는 제품으로, 우리 병원 환자에게도 사용하고 있으며, 나 또한 애용하고 있다.

리브레는 팔에 붙이는 '센서'와 혈당치를 체크하는 '리더'라는 2개의 부품으로 이루어져 있어 아주 쉽게 사용할 수 있다. 센서는 끊임없이 변하는 혈당 수치를 감지한다. 이 센서에 리더를 가까이 대기만 하면 '현재'의 혈당치를 알 수 있다. 스마트폰에 앱을 설치해도 혈당치를 읽을 수 있다.

리브레를 장착한 후 밥이나 빵 등의 탄수화물을 먹고 혈당치의 상승 상태를 확인하면 된다. 참고로 내가 우동을 먹고 측정했더니 약 170까지 올라갔다.

청량음료나 맥주를 먹은 뒤에도 측정해보자. 혈당치를 보면 누구나 놀랄 것이다.

탄수화물을 잔뜩 먹은 직후에 스콧이나 빠르게 걷기 같은 운동을 하면 혈당치 상승이 얼마나 억제되는지도 실감해보자.

기름기가 많은 고기를 먹고 위스키를 마셔도 혈당치가 오르지 않는다는 것도 실제로 몸소 경험해보자.

이렇게 며칠간 리브레를 사용해보면 혈당치가 오르기 쉬운 음식, 의외로 오르지 않는 음식을 알 수 있다. 식사 직후 운동을 하는 것이 효과가 있다는 것도 이해하게 될 것이다.

이런 지식을 잘 이용하면서 혈당치가 식후에도 140을 넘지 않도록 조절한다. 즉, **하루 종일 140 이하의 혈당치를 유지할 수 있으면 체중이 매일 100~200그램씩 줄어들 것이다.**

식후에 운동을 하면 더 줄어든다.

리브레는 아마존에서 약 55달러(한국 쇼핑몰에서는 약 9만 원)에 구매 가능하다(2022년 기준). 약간의 변동이 있겠지만 9만 원 정도만 투자하면 다이어트는 반드시 성공한다(센서 하나로 측정이 유효한 기간은 2주일이지만, 이 기간 동안 혈당치의 오르내림을 충분히 확인할 수 있다).

한 번 다이어트를 한 것으로 끝나지 않고, 혈당치 관리라는 본질적인 기술을 몸에 익히는 것이므로 구입을 고려해볼 가치는 충분히 있을 것이다.

매일, 아침 식사 전에 체중을 측정한다

당신은 이제 당질 중독에서 탈출하는 미션에 도전하게 되었다. 이는 앞으로의 당신 인생을 생각하면 훌륭한 선택이다.

한 가지 더 중요한 습관을 몸에 익혀보자. 그것은 바로 '매일 체중을 측정'하는 것이다.

체중 측정은 다이어트를 성공시키기 위한 필수적인 행동이다. 동시에 건강관리를 위해서도 꼭 필요하다.

살이 찐 사람은 대체로 체중계에 올라가는 것을 싫어한다. 그러다 보니 "언제 이렇게 살이 쪘지?"라며 깜짝 놀랄 만한 상황이 초래될 수 있다. 그런 상황은 결과적으로 여러 가지 질병을 초래한다. **오늘부터 몸무게 측정을 평생 습관으로 만들어보자.**

구체적으로는 매일 아침 기상 후에 화장실을 다녀와서 식사 전에 체중계에 올라간다. 당질을 제한해서 혈당치를 조절하면 확실하게 살이 빠지기 때문에 체중계에 올라가는 일이 즐거운 일과가 될 것이다.

다만, 도중에 체중이 줄어들지 않는 시기가 있다. 이는 체중이 줄어들고 있다는 것을 감지한 몸이 일종의 방어 반응을 보이는 것이므로 걱정하지 않아도 된다. 이때는 몸이 에너지 절약 모드가 되기 때문에 체중이 줄어들지 않는 것이다. 전혀 신경쓰지 않고 계속하다 보면 조금씩 체중이 줄어들게 되므로 흔들림 없이 꾸준히 체중을 재도록 한다.

체중계는 100그램 단위로 측정한다. 하루에 변동되는 차이가 100그램 단위로 나타나기 때문에 디지털 체중계를 이용하면 변화를 파악하기 쉽다.

뇌를 거스르지 않는
6가지 식사법

'당질 섭취량도 계산하기 힘들고 혈당치도 측정할 수 없다'는 경우도 있다. 출장이 많은 비즈니스맨이 바로 그런 상황일 것이다. 그렇다고 포기하면 안 된다. 중요한 점은 식사법의 기본을 지키는 것이다. 당질 중독에서 벗어나기 위해 지켜야 할 식사의 포인트를 알아보자.

① 다이어트 콜라를 비롯해서 달콤한 청량음료는 평생 마시지 않기

이것은 최우선으로 해야 할 중요한 포인트다. 지금까지 여러 번 언급했듯이 액체 당질은 최악이며 특히 청량음료는 '지복점'을 모두 계산해서 만들어진 악마의 음료다.

인공 감미료도 건강에 상당히 해롭기 때문에 다이어트 콜라를 포함해서 달콤한 청량음료는 '이제 전혀 먹지 않겠다'고 결심해야 한다.

다만, 수분 섭취는 중요하므로 물을 하루에 2리터 이상 마시자. 여름에는 3리터 정도 마셔도 된다. 당질이 들어 있지 않은 차나 허브티를 마셔도 된다.

② 채소, 두부, 해조, 버섯을 중심으로 생선과 고기를 매일
먹기

채소, 두부, 해조, 버섯 등의 식물성 식품은 당질이
적을 뿐만 아니라 식물성 천연 물질인 파이토케미컬
phytochemical이라는 매우 강력한 항산화 물질을 함유하고
있다.

파이토케미컬은 동물처럼 이동할 수 없는 식물이 외
부의 적으로부터 몸을 보호하기 위해 생성하는 물질이
다. 이 물질을 많이 섭취하는 것이 좋다. 다만 감자나
호박 등은 당질이 많기 때문에 피해야 한다.

생선이나 육류의 단백질은 혈당치를 올리지 않기 때
문에 신경쓰지 않고 먹어도 된다.

의학적으로 건강에 가장 좋은 방법은 생선을 하루
걸러서 먹고, 그 사이사이 우선순위에 따라 육류를 먹
는 것이다. 이때 우선순위는 닭고기가 가장 좋고, 다음
으로 돼지, 양, 소 순이다. 이 순위는 수많은 연구 논문
을 통해 나온 결과다.

참고로 생선은 회로 먹으면 AGE(65쪽 참조)가 증가
하지 않으므로 추천한다.

③ 달콤한 케이크나 과자 끊기

달콤한 과자는 설탕 덩어리다. 이런 과자로 당질을 대량 섭취하는 것은 바보 같은 짓이다. 그렇지만 중독 상태이므로 갑자기 끊기는 어려울 것이다. 당장 끊는 것이 무리라면 오전 10시나 오후 3시 간식 타임에 덜 달콤한 것을 조금씩 먹도록 하되 점점 줄이도록 한다.

④ 봉지 과자, 쿠키 등 과자를 절대 먹지 않기

짠맛이 나는 칩 종류도 감자를 원료로 만든 것이므로 당질 덩어리다. 다양한 과자에 대해 '계속 생각이 나서 끊지 못하는' 이유는 맛있기 때문이라기보다는 당신의 뇌가 중독되어 있기 때문이라는 것을 알아야 한다. 본인이 사 먹지도 말고 다른 사람이 하나 건네주는 것도 받지 말자.

⑤ 밥이나 빵, 면류를 과식하지 않기

일본인의 당질 중독은 달콤한 종류보다 오히려 단맛이 나지 않는 탄수화물이 더 큰 원인이다. 살을 빼기 위한 절대적 조건은 탄수화물의 양을 지금 먹고 있는 것보다 줄이는 것이다. 서서히 줄여나가면서 결국에는 끊어도 될 정도까지 시도해보자.

청량음료나 과자는 '사지 않으면' 그만이지만, 밥이

나 빵은 식사에서 주식으로 먹기 때문에 끊기는 어렵다. 그렇지만 '그러니까 어쩔 수 없어'라며 마구 먹어버릴 것이 아니라 마음을 굳게 먹고 남기도록 하자.

⑥ 술을 현명하게 즐기기

알코올은 칼로리가 높아서 살이 찐다는 말은 확실히 틀렸다.

제3장에서 설명했듯이 당질이 들어 있지 않은 위스키나 소주 같은 증류주의 경우, 전혀 혈당치를 올리지 않으므로 살이 찌지 않는다.

비교적 살이 찌기 쉬운 것은 맥주인데, 레귤러 캔(350밀리리터)에 약 10그램의 당질이 들어 있다. 일본주는 200밀리리터에 약 10그램의 당질이 들어 있다.

같은 양조주이긴 해도 와인은 당질이 적으므로, 특히 다이어트 중인 사람에게는 살이 빠지는 효과가 있는 쌉쌀한 맛의 화이트 와인을 추천한다.

요요현상이 나타나도
다시 시작하기

금연에 도전해서 한 번 만에 성공한 사람이 다시 담배를 많이 피우는 사례를 자주 본다. 이는 대부분이 '담배 한 개비만'이라며 친구에게서 받은 것이 계기가 되었다고 한다. 정말 한 개비만으로 끝낼 수 있다면 좋겠지만, 겨우 참고 있었던 것이 봇물 터지듯 하면서 결국 다시 피우기 시작한 것이다.

이렇게 되어버리는 이유는 오랜만에 들어온 니코틴에 뇌가 기뻐서 어쩔 줄 모르며 "더 피워, 더 피워"라고 요구하기 때문이다. 하지만 본인은 '나는 왜 이렇게 의지가 약하지?'라고 낙담하다가 '이제 아무래도 상관없어'라며 포기해버린다.

당질에 중독되어도 같은 일이 일어날 수 있다.

다이어트가 순조롭게 진행되는 와중에도 '얼큰한 라면이 생각나네', '달콤한 케이크가 먹고 싶어'라는 강한 욕구에 사로잡히기도 한다. 이전에는 마음껏 섭취해왔지만 당질 섭취가 부족해지기 시작하면서 뇌가 짜증을 내는 것이다.

이때 대체 행동(107쪽 참조)을 함으로써 뇌를 속일 수도 있겠지만, 그렇지 못할 수도 있다. 속이지 못하고 결국 먹게 되면 뇌는 엄청나게 기뻐하고 흥분하면서 "더 줘, 더 줘"를 외치기 때문에 당신은 계속 먹게 될 수도 있다.

하지만 냉정하게 생각해보자. 그건 당신의 의지가 약해서가 아니다. 뇌가 그런 짓을 한 것이다. 그러니까 될 대로 되라는 식으로 생각하지 말고, 자책하지도 말고, 담담하게 계속해나가야 한다.

유혹을 못 견디고 당질을 섭취해버리면 요요현상이 나타날 것이다. 하지만 거기서부터 다시 시작하면 된다. 아무것도 신경쓰지 말고 담담하게 계속해나가자.

뇌를 이긴 환자의 예

건강 진단에서 당뇨병을 진단받고 몇 년 전부터 우리 병원에 다니고 있는 50대 남성이 있다. 초진 시에는 상당히 살이 찐 상태였고 고혈압도 있었다.

나는 재빨리 이 환자에게도 리브레를 장착해서 혈당치를 조절해보자고 주문했다. 그는 아직 한창 일할 나이이기 때문에 합병증인 당뇨병성 신장질환Diabetic nephropathy이 되면 큰일이라며 열심히 의사의 말을 잘 따라주었다.

그는 갓 지은 흰 밥을 정말 좋아했지만, 리브레가 나타내는 수치를 보고 무서워졌다고 했다. 밥뿐만 아니라 빵이나 면류도 혈당치를 크게 올린다는 것을 자신의 눈으로 확인하고 탄수화물을 완전히 끊었다. 그러자 혈당치가 안정되면서 당화혈색소 수치도 이상적으로 내려갔다. 그리고 극적으로 살이 빠졌다.

성적이 너무 좋아서 "이 정도라면 그토록 좋아하는 밥을 조금 먹어도 괜찮아요"라며 권했지만 그는 단호하게 대답했다.

"이젠 익숙해졌어요. 밥을 안 먹어도 전혀 아무렇지 않아요. 오히려 먹고 싶지 않은 마음이 더 강해요. 또다시 혈당치를 올리고 싶지는 않거든요."

나는 "익숙해졌어요"라는 한마디를 듣자 그가 완전히 당질 중독을 극복했음을 확신했다.

이 환자는 '당뇨병성 신장질환에 걸리고 싶지 않다'

는 생각이 강했다. 사실은 모든 비만자가 같은 동기 부여를 유지할 수 있어야 한다.

지금은 아직 큰 질병에 걸리지 않았지만 비만자는 그 입구에 서 있다. "그때 진지하게 생각하고 다이어트를 했으면 괜찮았을 텐데"라며 후회하는 일이 없도록 자신의 미래를 바라보고 행동해야 할 것이다.

살이 빠지면 일어날 긍정적인 면 생각하기

다이어트를 성공시키기 위해서는 '그 앞에 있는 자신'이 분명히 보이도록 해두는 것도 중요하다. 무턱대고 시작하면 쉽게 좌절한다.

"당질을 먹어"라는 명령만 내리고 싶어 하는 뇌에 '살이 빠져서 매력적으로 변신한 나'를 각인시켜보자.

살이 빠지면 어떤 좋은 일이 있을지 상상하고 종이에 써보자. 머리로만 생각하지 말고, 써서 그 내용을 눈으로 보면 강하게 각인시킬 수 있다.

- 세련된 내 모습을 즐길 수 있다.
- 주위 사람들이 놀라면서 칭찬해준다.
- 인기를 얻게 된다.
- 컨디션이 좋아진다.
- 장수할 확률이 올라간다.
- 피부가 깨끗해진다.
- 아이가 나를 새롭게 본다.
- 건강 검진 수치가 좋아진다.
- 발걸음을 가볍게 움직일 수 있다.
- 고객에게 한층 더 좋은 인상을 줄 수 있다.
- 보통 사이즈의 옷이 몸에 맞아서 쇼핑의 폭이 넓어진다.
- 뇌 기능이 좋아지고 산뜻해진다.
- 전철 좌석에서 공간을 많이 차지해서 눈치 보였던 일이 없어진다.

이보다 더 많을 것이다. 자신의 생활에 관계된 '좋은 일'을 계속 생각하고 그것을 현실로 만들어나가자.

보상과 격려

살이 찐 사람이 다이어트를 하면 여러 가지 좋은 일이 있는데, 그중에서 다음 두 가지는 확실하게 인식할 수 있다.

① 몸에 좋은 변화가 일어난다

발걸음이 가벼워져서 잠시 달려도 숨이 차지 않는다.

무릎이나 고관절에 걸리는 부담이 줄어들어 통증을 줄일 수 있다.

수면의 질이 좋아지고 잠을 푹 잤다는 느낌을 받을 수 있다.

또 건강 검진 결과표를 보면 혈압, 간 기능, 혈당치, 콜레스테롤 등의 수치가 개선되고 있음을 알 수 있다.

② 외모가 좋아진다

이 사실은 부정할 수 없다. 거울을 보는 것이 즐거워질 것이다.

우리 병원에 다니는 40대 남성은 "원래 패션에는 관심이 없습니다"라고 말했지만 살이 빠진 후에는 갑자기 멋쟁이가 되었다.

관심이 없다기보다는 '관심을 가져봐야 소용없다'라는 억제된 생각이 무의식중에 있었던 것 같다. 지금은 "쇼핑을 하면서 옷 사는 것을 즐기고 있으니 거짓말 같아요"라며 새로운 자신과의 만남을 기뻐하고 있다.

또한 40대 여성은 살이 빠진 후에 입을 청바지를 미리 구입하고는, "저는 20대 시절에 27인치를 입었어요.

이 사이즈를 입었을 때의 나를 상상하면서 그 정도까지 살을 빼고 싶어요"라고 말했다. 이처럼 목표 체중이 된 후에 입고 싶은 옷을 미리 사두는 것도 하나의 방법이다.

보상을 준비하면서 동시에 자신에게 격려의 말을 해주자. 주변 사람들에게 미리 체중을 감량하겠다고 선언해두는 것도 좋은 방법이다.

외국계 기업에서 일하는 30대 후반의 남자는 수첩에 적은 글을 내게 보여줬다. 그 수첩에는 이렇게 적혀 있었다.

'살찐 돼지가 되지 마라, 여윈 소크라테스가 되어라. 남자는 육체다. 추한 몸이 되지 마라!'

그는 10명 이상이 모인 회의장에서 자신만 살이 쪘다는 것을 깨닫고, 이루 말할 수 없는 심적인 위축감을 느꼈던 것 같다. 워낙 주변 의식을 많이 하는 사람이었는데 당질 중독에 대해서도 확실하게 공부하더니 이제는 제대로 소크라테스가 되었다.

제4장 복습

- 일단 목표치 BMI 27까지 몸무게를 떨어뜨린다.
- 지방간은 몸무게를 5퍼센트 줄이면 좋아진다.
- 최악은 다이어트를 무리하게 해서 원래 체중보다 올라가는 요요현상이 나타나는 것이다.
- 하루 당질 섭취량을 60그램 이하로 억제하면 매일 100~200그램씩 확실하게 살을 뺄 수 있다.
- 하루 종일 혈당치 140 이하로 유지할 수 있다면 몸무게가 매일 100~200그램씩 줄어든다.
- '매일 체중 측정하기'를 오늘부터 평생의 습관으로 만들어보자.
- 다이어트 콜라를 포함해서 당질이 들어간 청량음료는 평생 사지 않는다.
- 채소, 두부, 해초, 버섯을 중심으로 생선과 고기를 매일 먹는다.
- 케이크나 과자 등 달콤한 간식은 이제부터 끊는다.
- 봉지 과자, 쿠키 등의 과자는 절대 사지 않는다.
- 밥이나 빵, 면류를 너무 많이 먹지 않는다.
- 위스키, 소주, 화이트 와인 등의 술은 적당하게 즐긴다.
- 요요현상이 나타나도 아무것도 신경쓰지 말고 담담하게 다시 시작한다.
- 살이 빠지면 일어날 기분 좋은 일을 종이에 적어본다.

국수, 밥 등의
탄수화물을 너무 좋아하는
60세 남자

나의 다이어트 방법이라고 할 수 있는 당화혈색소 저감 작전에 대해 소개한다.

이 작전을 시작하기로 마음먹은 것은 2020년 5월이다. 4월부터 코로나 사태로 대부분의 사람들이 집에 머무르게 되었고 출근은 일주일에 한 번뿐이었다. 아침 점심 저녁을 집에서 먹었는데 이때 푹 빠지게 된 것이 편의점의 달콤한 디저트다.

편의점은 끔찍한 짓을 할 수 있도록 도와준다. 이곳의 바스크 치즈케이크와 몽블랑이 엄청 맛있어서 거의 매일 이 달콤한 디저트를 하나씩 사 먹었다. 당뇨병 치료약인 슈글렛Suglat(체내 당질을 소변과 함께 배출하는 약)을 먹고 있으니 괜찮을 거라고 과신하기도 했다.

그 이전에는 당화혈색소가 대체로 6.5~7.0% 사이에 있었다. 그런데 그런 어리석은 생활을 2개월 동안 계속했더니 5월 말이 되어 당화혈색소를 재어봤을 땐 무려 8.0까지 올라갔다! 생애 최고 수치였다. '충격적이야. 너무 위험한 상황인데!' 그렇게 생각한 후부터 리브레를 장착하게 되었고 제대로 된 작전을 시작하기로 했다.

먼저 달콤한 종류와 간식을 완전히 끊었다. 이전에는 식사할 때 주식으로 쌀이나 파스타, 빵 따위를 별생각 없이 먹었지만 쌀은 현미 칠분도를 사용하고 그중 3분의 1은 곤약을 섞어 먹었다. 또 파스타는 당질을 줄인 파스타를, 빵은 통밀빵을 먹었다. 라면과 메밀국수는 최대한 먹지 않았다. 외식할 때는 백미를 2분의 1에서 3분의 2 공기 정도 먹었다. 감자와 토란을 정말 좋아하지만 탄수화물이 많은 채소는 줄이기로 했다.

탄수화물을 완전히 제외시켰더니 허기진 느낌이 심해졌다. 결국 요요현상이 나타날 것이 분명하다고 생각하고는 제외시키기보다 줄이는 방안을 선택했다.

빵으로 식사할 때 바르는 잼은 나한과(羅漢果)와 스테비아라는 당질 제로의 천연 감미료를 사용해서 집에서 만들었다. 나한과를 넣고 팥을 삶아서 호두과자도 만들었다.

특히 저녁 식사 후에는 45분간 산책을 하고, 직장에서 돌아오는 길에도 전철을 한 정거장 앞에서 내려 40분간 걸었다.

그러자 3개월 후인 8월에는 일단 당화혈색소가 6.7%까지 내려갔다.

이번에 혈당치 측정을 할 땐 몸무게도 측정하기 시작했다. 처음 시작할 때는 82킬로그램이었던 것이 3개월 만에 거의 6킬로그램이 줄어들어 76.2킬로그램까지 떨어졌다.

중요한 사항이 하나 더 있다. 이후에도 계속 리브레를 착용하고 있었는데, 몸무게는 더 이상 떨어지지 않았지만 당화혈색소가 0.3% 더 내려가 6.4%가 되었다. 이런 상태로 가면 정상치가 바로 코앞이다!

이 제품은 몸무게를 줄이는 데도 도움이 되지만, 특히 당화혈색소를 줄이는 데는 확실하게 효과를 보았다. 리브레를 다양하게 시험한 결과 내 나름의 결론을 몇 가지 내려보았다.

• 최악의 음식은 돈가스 덮밥(혈당치 235mg/dl에 달한다. 이하 단위 생략), 그다음으로 백미 삼각김밥 1개

(혈당치 110 전후), 칠분도 현미밥 1공기(혈당치 214), 탄수화물을 줄인 식빵 1장(혈당치 200 초과), 그리고 튀김덮밥(혈당치 195)이었다.

- 우동과 메밀국수는 내 경우에는 크게 상승하지는 않았다. 밀가루가 잔뜩 들어간 카레라이스는 아직 시험해보지 않았다.

- 혈당치 피크는 삼각김밥 2개를 먹은 후였는데 무려 253이었다.

- 변변한 속 재료가 들어 있지 않아 당질이 그대로 위에 흡수되는 삼각김밥이 좋지 않은 것은 당연한 이치다. 돈가스 덮밥이 좋지 않은 것도 같은 이유다. 이 음식들 모두 게걸스럽게 먹는 종류의 요리이기 때문에 더욱 나쁘다.

- 중요한 점은 천천히 먹으면 혈당치가 오르지 않는다는 것이다. 빵을 먹는 프랑스 요리 풀코스, 카운터에 앉아서 주문에 따라 먹는 초밥도 먹는 내내 측정했지만 혈당치는 105~110 정도였다. 탄수화물을 먹더라도 천천히 다른 식재료를 중간에 끼워서 먹으면 혈당치가 올라가지 않는 것 같다.

- 30분 동안 빨리 걸으면 혈당치가 30~40 정도 떨어

진다.

- 마키타 선생님의 책을 읽은 뒤 선생님이 추천하는 12초의 '슬로우 스쾃'을 10회 했더니 혈당치가 30~40 정도 떨어졌다.
- 당뇨인들은 욕조에 들어가면 혈당치가 올라간다고 했지만, 나의 경우에는 30 조금 넘게 내려간다.

리브레의 최대 효과는 이것을 장착하고 있는 동안에는 간식과 야식을 먹지 않게 된다는 것이다. 심야에 라면이나 삼각김밥을 무심코 먹어버리는 일이 없어진다. 이것을 항상 몸에 장착하고 있다는 생각만으로도 행동이 완전히 달라지므로 적극 추천한다.

리브레를 사용함으로써 무엇을 먹으면 혈당치가 얼마나 오르는지를 알게 된다면, 어떻게 하면 좋은지 그 대책도 세울 수 있다.

체험담①의 환자 사례처럼 샐러드 치킨, 어묵, 오징어, 김, 견과류 등 '탄수화물 이외의 간식을 개발'하는 방법은 상당히 참고가 되었을 것이다.

'혈당치라는 것을 알기 전에는 패스트푸드 등 외식의 저당질 메뉴에 대해 들어본 적이 없어, 이런 메뉴가 당질 중독자의 시야에 들어오지 않았다'라는 말처럼 알아차리지 못했을 뿐 당질을 배려한 음식은 다양하게 존재한다.

탄수화물을 끊을 것이 아니라, 현명하게 줄이기만 해도 혈당치도 몸무게도 극적으로 개선된다.

체험담②의 환자도 그러한 무리가 없는 작전을 취하고 있다. 완전히 끊으면 요요현상이 나타나기 쉬우므로 이것이 현실적이고도 가장 좋은 방법이다.

특히 흰쌀을 현미와 곤약으로 바꾼 것은 좋은 생각이다. 그로 인해 식이섬유를 많이 섭취할 수 있고, 식이섬유를 먹이로 하는 장내 세균이 건강해져서 면역력이 향상된다. 면역력 향상은 혈당치를 낮추는 것 이상으로 건강에 큰 효과를 준다.

그런데 혈당치를 개선하려면 가벼운 당질 제한으로 충분하지만, 살을 빼는 것이 목적이라면 상당히 엄격한 제한을 해야 한다. 살을 빼기 위해서는 당질이 몸에서 사라진다는 생각으로 해야 하기 때문이다.

운동은 식사 직후에 하는 것이 중요하다. 식전에 5천 보를 걸었다고 해도 혈당치에는 무의미하다.

체험담①의 환자는 단지 식생활을 바꾼 경우이지만, 체험담②의 환자는 '리브레로 행동이 완전히 바뀌었다'는 코멘트가 상당히 인상적이다. 인간은 습관의 동물이다. 혈당치를 낮추고 살을 빼기 위해서는 습관을 바꾸는 것이 꼭 필요하다.

그대로 유지해간다면 머지않아 '조금 먹어도 만족한다'는 것을 뇌도 기억하게 될 것이다.

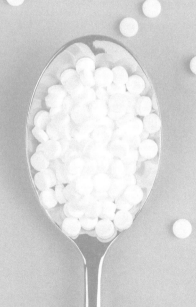

5장

당질 중독과 몸의
끝없는 싸움

'비만은 만병의 근원'이라는 말을
가볍게 생각하지 말자

현대 사회는 워낙 비만자가 많아서 레스토랑에서 옆 테이블에 앉아 있는 사람이 뚱뚱하다고 해서, 혹은 택배 배달원이 뚱뚱하다고 해서 아무도 놀라지 않는다.

그러나 19세기까지는 전 세계에 비만자가 거의 없었고 유럽에서는 구경꾼들에게 둘러싸일 정도로 비만자는 드문 존재였다. 당시에는 '뚱뚱하면 병을 이길 수 있는 체력이 있을 테니까 부럽다'라는 시선을 받았던 것 같다.

역으로 말하면 예전에는 살이 찔 정도로 많이 먹을 수 있는 풍족한 사람이 적었다는 뜻으로, 원래 인류는 살이 찌지 않은 상태였다. 먼 조상들의 시대부터 전혀 뚱뚱하지 않은 사람들에 의해 우리 인간들의 종이 이어져온 것이다.

이런 DNA 조건은 지금도 아무런 변화가 없다. 말하자면 인류가 살이 쪘다는 것은 비정상적인 상태다. 그런데 지금은 비정상적인 것이 정상적인 것이 되어, 많은 사람이 위기감을 느끼고 있다.

잊지 말아야 할 것은, 우리를 둘러싼 환경이 변했을 뿐 인류의 DNA가 변한 것이 아니라는 점이다.

농경 기술이 널리 퍼지고 산업혁명을 거치면서 인류의 주위에는 쉽게 섭취할 수 있는 탄수화물과 달콤한 음식이 흘러넘치기 시작했다. 우리 현대인은 태어날 때부터 그런 환경에서 자랐기 때문에 그것이 당연하다고 생각한다. 그러나 인류의 DNA로 보면 비정상적인 환경이다. 이것도 역시 비정상이 정상이 된 것이다.

살찌는 게 당연한 환경이고, 살찌는 사람이 많은 세상. 그런 세상에서 받은 건강 진단에서 '대사증후군을 해결하세요'라는 진단을 받아도 사람들은 심각하게 받아들이지 않는다. 하지만 한 사람 한 사람의 DNA로 생각하면 상당히 비정상적인 상태이며, 이것은 곧 생명에 관계되는 여러 가지 질병에 직결된다.

'뚱뚱하기 때문에 지금 당장 목숨을 잃는다'는 말은 아니다. 다만 뚱뚱하기 때문에 일찍 죽는 일은 충분히 있을 수 있다.

'비만은 만병의 근원'이라는 사실을 가볍게 생각해서는 안 된다.

포도당은
혈액도 혈관도
나쁘게 만든다

40~50대가 되면 건강 진단 수치에 여러 가지 문제가 나타난다. 그리고 문제는 단순히 한 가지가 아니라 여기저기에 영향을 미친다. "혈압도 간 기능도 C급 판정이야. 젊었을 때는 아무렇지도 않았는데"라고 중얼거리게 된다.

하지만 이는 당연한 일이다. 우리 몸은 어느 곳이든 혈관으로 연결되어 완전히 독립되어 있는 장기는 없다. 모든 장기가 그 기능을 수행할 수 있는 것은 혈액에 의해 운반되는 산소와 영양소가 있기 때문이다. 그래서 건강을 유지하고 싶다면 어쨌든 혈액이나 혈관 상태에 신경을 써야 한다.

혈액이나 혈관을 망가뜨리기 가장 좋은 것이 불필요한 포도당이다.

밥, 빵, 면류, 달콤한 과자, 달지는 않지만 쌀이나 밀가루로 만든 전병이나 스낵 과자, 당질이 들어간 음료 등. 이런 것을 많이 섭취하면 혈액 속에 포도당이 넘친다.

혈액 속에 넘쳐나는 포도당은 혈당치를 상승시키는 데 그치지 않고, 혈관 벽에 끈적끈적하게 달라붙어 상처를 만든다. 즉, 포도당은 혈액도 혈관도 모두 나쁘게 만든다.

각 장기에 산소와 영양소를 전달하는 것은 혈액이고, 그 혈액을 운반하는 것이 혈관이므로 당질을 과잉 섭취하면 전신 건강에 악영향을 주는 것은 분명하다.

반대로 당질 중독에서 탈출하면 전신의 건강 상태가 좋아진다.

당질 과잉 섭취는
당뇨병으로 가는 지름길

혈액 속에 넘쳐나는 포도당을 처리하기 위해 췌장에서 인슐린이라는 호르몬이 분비되는데, 이것이 포도당을 중성지방으로 바꾸어 지방세포에 저장시키는 것이 비만의 원인이다.

즉, 살이 찌는 것은 당뇨병이 되지 않도록 인슐린이 노력해왔기 때문이라고도 할 수 있다.

다만, 인슐린의 기능에도 한계가 있다. 당질을 지속

적으로 과도하게 섭취하면 췌장도 너무 지치게 되므로 인슐린의 기능이 나빠진다. 즉 혈액 속의 포도당 농도 (혈당치)를 마음대로 낮출 수 없게 된 상태가 당뇨병이 다(판정 기준에 대해서는 도표 18 참조).

일본에는 당뇨병 환자가 천만 명, 당뇨병 예비군이 천만 명 있다. 일본 인구를 약 1억 명이라고 하면 그중 20퍼센트는 혈액 속에 포도당이 넘쳐나고 있다는 뜻이다.

당뇨병 자체는 전혀 아프지도 가렵지도 않다. 그래서 회사의 건강 진단을 받을 기회가 없는 자영업자나 주부는 당뇨병에 걸려도 눈치채지 못하는 사람도 많다.

당뇨병에는 1형과 2형이 있는데, 이 두 가지는 다른 질병이다.

1형은 원인 불명으로, 인슐린이 전혀 분비되지 않는 상태다. 젊은 시절에 발병하는 경우가 많은데 인슐린을 하루에 4회 맞지 않으면 살아갈 수가 없다.

인슐린이 발명되기 전까지 1형 당뇨병은 어린이와 젊은이가 목숨을 잃는 병으로 알고 두려워했지만, 지금은 미국 메이저 리그에서 활약하는 선수 중에도 당뇨병자가 있다.

대부분의 사람은 2형에 해당하며, 원인은 당질을 과

도표 18. 75g 당부하 검사에 따른 당뇨병 판정 기준

당뇨병 판정 기준(혈당치)

	정상치(mg/dl)	당뇨병(mg/dl)
0분	110 미만	126 이상
120분	140 미만	200 이상
	양쪽을 만족하면 **정상형**	어느 하나를 만족하지 못하면 **당뇨병형**
정상형에도 당뇨병형에도 속하지 않는 것은 **경계형**		

주의: 정상형인 경우에도 60분 후의 혈당치가 180 이상인 경우에는 당뇨병으로 악화되기 쉬우므로 경계형에 준한다.

당부하 검사의 정상치

	혈당치(mg/dl)	인슐린치(μU/ml)
0분	84	10
30분	139	57
60분	123	51
90분	110	43
120분	103	40

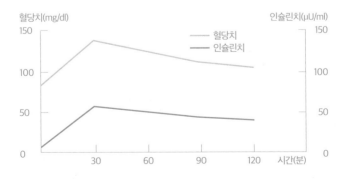

도하게 섭취하는 생활 습관 때문이다. 이 2형은 초기 단계에서 당질 제한이나 운동을 적절하게 하면 혈당치를 조절할 수 있다. 물론 2형이라 해도 심해지면 인슐린이 거의 나오지 않기 때문에 주사로 보충하는 치료가 필요하다.

이제 당뇨병 자체는 무서운 질병이 아니다. 오히려 이차적으로 발생하는 여러 가지 사태가 문제다.

당뇨병에 걸리면 모든 질병에 걸리기 쉽다

당뇨병에 걸려도 알아차리지 못하는 사람이 많은 이유는 혈당치가 높은 것 자체로는 아프지도 가렵지도 않기 때문이다. 실제로 당뇨병으로 판정되는 기준치 이상으로 혈당치가 올라간다 해도 무슨 일이 일어나는 것은 아니다. 그래서 많은 사람이 치료를 받지 않는다.

그러면 그대로 방치해도 되느냐 하면 절대로 그렇지 않다.

당뇨병에 걸리면 면역 계통의 기능이 저하되기 때문에 모든 질병에 걸리기 쉽다. 암, 심근경색, 뇌졸중, 알츠하이머병 등 당뇨병 환자는 건강한 사람과 비교해서 모든 질병의 발병률이 높아진다.

신종 코로나바이러스 감염증의 중증화에도 당뇨병이 상당히 관련된다는 사실이 신문이나 TV 등을 통해 많이 보도되었다.

2020년 〈셀 메타볼리즘Cell Metabolism〉이라는 국제 학술지에도 이를 뒷받침하는 내용이 보고되었다. 혈당 조절이 비교적 양호한 군(당화혈색소 수치가 7.3% 정도)에서는 신종 코로나바이러스에 감염되었을 때 사망률이 1.1%인 반면, 통제 불량(당화혈색소 수치가 8.1% 정도)이 되면 사망률이 11%로, 약 10배나 된다.

당뇨병이 있으면 감염률이나 발병률까지 높아지는지 여부는 알려져 있지 않다. 그러나 문제는 중증화다. 생명을 잃을 수도 있는 중증화를 피하는 것이 신종 코로나바이러스 감염증 대책으로 가장 중요하다. 중증화를 피하기 위해서는 혈당치 조절이 중요하기 때문에, 일본 당뇨병 학회에서는 당화혈색소를 우선 6.9% 이하로 억제할 것을 권장한다.

혈당치가 높은 상태로 두면 그야말로 생명의 위기가 닥친다

고 볼 수 있다.

특히 무서운 합병증은
무얼까?

당뇨병 자체는 전혀 두렵지 않을지 모르지만 합병증은 정말 무서운 것이다.

합병증에는 당뇨병성 신장 질환, 당뇨병성 망막증, 당뇨병성 신경 장애 3가지가 있다.

만약 신장 질환이 중증으로 발전하면 혈액 투석이 필요한 상태가 된다. 그리고 망막증이 심해지면 실명할 수 있고, 신경 장애가 있으면 작은 상처를 알아채지 못하고 괴사를 일으켜 다리를 절단하는 비극이 일어날 수도 있다.

'어느 순간 갑자기 눈에 검은 커튼이 쳐진 것처럼 아무것도 보이지 않는다'라는 충격적인 증상에 대해 미리 들어서 그런지 당뇨병 합병증으로 망막증을 무서워하는 사람이 많다. 하지만 정기적으로 안과에서 체크를 받으면 실명하는 일은 거의 없다.

그렇다고는 해도 혈당치 조절은 중요하다.

도표 19의 그래프를 보면 알 수 있듯이 당화혈색소 수치가 7%로 억제되면 9년이 지나도 망막증의 유병률은 여전히 낮다. 그런데 당화혈색소 수치가 9%를 넘으면 유병률이 급상승한다. 그러므로 혈당치를 계속 조절하면서 안과에서 정기적인 검사를 받아야 망막증이 악화되지 않는다.

한편, 신장 질환 문제는 그렇게 간단하지 않다. 혈당치를 조절해도 신장 질환이 악화되어 혈액 투석이 필요하게 되는 경우가 많다.

도표 20에 제시된 합병증의 경과도를 살펴보자.

당뇨병이 발병한 후 빠른 경우 5년이 경과하면 신장 질환이 나타난다.

신장 질환도 망막증과 마찬가지로 혈당치 제어가 제대로 안 될수록 더 빨리 진행된다. 단, 신장 질환의 경우 혈압도 큰 요인이 된다.

신장 질환이 악화되면 반드시 혈압이 높아지고, 혈압이 높아지면 신장 질환이 악화된다.

최근 연구에서는 신장 질환의 발병이나 진행을 방지하기 위해서는 혈당치보다 오히려 혈압 조절이 중요하

도표 19. 당화혈색소와 망막증의 관계

당화혈색소 수치에 상관없이 고혈당 치료는 유용하다.

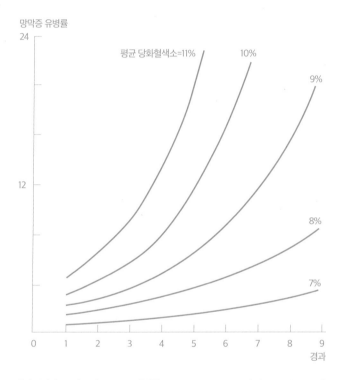

출처: 《리핀코트의 그림으로 보는 생화학(Biochemistry. Lippincott's illustrated reviews) 원서 7판》

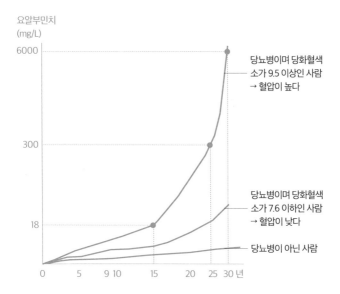

도표 20. 당뇨병성 신장 질환 악화의 경과

요알부민치
(mg/L)

6000 — 당뇨병이며 당화혈색
소가 9.5 이상인 사람
→ 혈압이 높다

300

당뇨병이며 당화혈색
소가 7.6 이하인 사람
→ 혈압이 낮다

18

당뇨병이 아닌 사람

0   5   9 10   15   20   25   30 년

요알부민치가 300까지 나오면, 최소 5년이 지나
면 6,000에 이르러 투석이 필요하게 된다. 지금
은 악화를 방지하는 약이 있다.

다는 사실이 밝혀졌다.

따라서 혈압강하제를 제대로 사용하는 치료가 필수
적인데, 적절한 치료를 할 수 있는 의사가 적은 것이
현실이다.

만성 신장병에 걸려도
그냥 지나친다

지금 전 세계적으로 큰 문제가 되고 있는 것이 만성 신장병이다. 일본에서도 급증하고 있는데, 신뢰할 수 있는 의학잡지 〈더 란셋〉에 만성 신장병 환자가 2,100만 명이나 된다는 사실이 발표되었다. 일본인 6명 중 1명이 만성 신장병에 걸려 있다는 뜻이다.

다만 상당히 심해지지 않으면 증상이 나타나지 않는 데다 조기에 발견할 수 있는 검사가 제대로 이루어지고 있지 않아 급격하게 증가하고 있는데도 통제하지 못하는 상황이다. 이 점을 나는 매우 안타까운 마음으로 받아들이고 있다.

만성 신장병이란, 처음부터 신장에 문제가 생긴 사구체 신장염과 당뇨병 합병증에 의한 것 등 이전까지 원인별로 취급되고 있던 것을 하나로 통합한 개념이다. 미국 신장 재단이 2002년에 제창해서 전 세계적으로 공유하게 되었다.

그중에서도 당뇨병 합병증 신장 질환이 만성 신장병의 44%라는 큰 비율을 차지하고 있다. 비만도 신장 기능을 악화시킨다. 즉, 당질을 과잉 섭취하면 당뇨병이나 비만을 통해 만성 신장병이 될 위험성이 크다.

'만성'이라는 단어에서 별로 위기감을 느끼지 못하는 사람도 많은 듯한데, 급성 신장 질환보다 훨씬 심각하다. 급성 신장병은 적절한 치료를 통해 치유되지만 만성 신장병은 낫지 않는다. 서서히 악화되어 결국 혈액 투석으로 이어진다.

혈액 투석은 1주일에 3회, 1회에 5시간 정도 소요된다. 투석을 하는 동안 침대에 누워만 있기 때문에 삶의 질QOL이 현저하게 떨어진다. 게다가 혈액 투석을 시작한 사람의 5년 후 생존율은 60% 정도로, 수명이 상당히 단축된다.

그렇다 치더라도 왜 이토록 힘든 혈액 투석을 해야만 할까.

식사를 하거나 몸을 움직이거나 호흡을 하는 등 우리가 생명 활동을 하는 데는 끊임없이 어떤 노폐물이 배출된다. 또 시스템의 입력 오류 같은 것도 발생하기 때문에 체외로 버려야 할 것들이 생긴다. 이런 것들을 여과해서 소변을 통해 체외로 배출하는 것이 신장의 중요한 역할이다.

그런데 신장의 기능이 약해지면 여과되지 못한 채 혈액 속에 독소가 쌓이고 이것이 요독증이 되어 목숨을 잃게 된다. 그래서 신장을 대신하는 기계에 혈액을 통과시켜 여과하는 것이다. 오랜 시간 침대에 누워 있어야 하는 힘든 혈액 투석을 싫어하는 환자가 많지만, 그렇게 하지 않으면 목숨을 잃기 때문에 어쩔 수 없는 일이다.

최신 데이터로는 매년 신규 환자 4만 명이 혈액 투석을 받아야 한다. 투석 환자는 신체 장애인 1급(한국에서는 2급)으로 인정되어 기본적으로 의료비가 들지 않기 때문에 국가의 의료 보험 제도를 파괴할 수도 있는 사태가 되고 있다.

숨어 있는 사망 원인의 최대치는 만성 신장병

일본 후생노동성에서는 매년 일본인의 사망 원인 순위를 발표한다. 조금씩 바뀌기는 하지만 2020년의 순위는 다음과 같다.

1위. 암

2위. 심장 질환

3위. 노쇠

4위. 뇌혈관 질환

5위. 폐렴

6위. 흡인성 폐렴

7위. 불의의 사고

8위. 신부전

이후 순위는 생략하지만, 위 순위에서 보듯이 8위에 신부전이 들어 있다.

신장 문제로 사망하는 사람이 이렇게 많을 줄은 생각도 못했을 것이다. 그러나 아직 놀라기는 이르다. 더 상위의 사망 원인도 신장과 관계되어 있는 경우가 많다.

만성 신장병이 있으면 암, 심근경색, 뇌졸중 등에도 걸리기 쉽고, 진행을 더욱 가속화시키는 것으로 밝혀졌다. 즉, 만성 신장병 환자는 신부전으로 사망하기 전에 다른 질병이 진행되어 목숨을 잃을 가능성이 있다.

신장은 심장과 밀접하게 영향을 주고받으므로 이를 '심신 증후군'이라고 한다. 환자의 심장 기능이 악화되면 신장에 이상이 발생하여 신부전이 되기 쉽고, 신장 기능이 악화되면 심부전이 되기 쉽다는 사실이 밝혀졌다.

마찬가지로 뇌와 장의 기능에서도 신장과의 관련성을 확인할 수 있다.

결과적으로 신장이 나쁘지 않은 사람과 사망률을 비교하면 경증의 만성 신장병일 경우 2배, 중증일 경우에는 4배까지 증가한다.

사망 원인 8위라는 순위가 나타내는 것 이상으로 만성 신장병은 무서운 병이라는 인식을 가져야 한다. 또 만성 신장병의 44퍼센트가 당뇨병 합병증이며, 당질 과잉 섭취야말로 당뇨병의 가장 큰 원인이라는 점도 명심해야 한다.

신장 치료에는 특히 의사를 잘 선택해야 한다

이제 당질 중독과 비만, 당질 중독과 당뇨병, 당질 중독과 만성 신장병 등 이 모든 것이 하나의 뿌리로 연결되어 있다는 사실을 알게 되었을 것이다. 동시에 비만 상태로 있는 동안 당질 중독에서 벗어나는 것이 얼마나 중요한지도 이해했으리라 생각한다.

나는 당뇨병 전문의로서 '내 환자가 혈액 투석을 받

게 하지는 않겠다'는 것을 모토로 삼아왔다. 실제로 합병증이 상당히 진행된 환자도 혈액 투석을 피할 수 있도록 했다.

이는 진화된 의학 덕분이며, 내가 최신 지식을 배우는 것을 정말 좋아하기 때문이다.

그러나 신장에 대해 잘 모르는 의사들이 많이 있다. 종합적인 내과 의사는 물론, 당뇨병 전문의인데도 신장에 대한 지식이 부족한 것이 현실이다.

이해력이 부족한 의사가 환자의 신장 기능을 조사하는 데 사용하는 것이 혈청 크레아티닌 수치다. 이런 의사는 이 수치가 정상 범위 내라면 "신장은 괜찮습니다"라고 환자에게 말한다.

하지만 그 이면에 "지금으로서는"이라는 말을 숨기고 있을지도 모른다.

당뇨병 환자의 혈청 크레아티닌 수치에 이상이 생기면 '앞으로 몇 년 후에 혈액 투석을 해야 한다'라는 것은 담당 의사는 경험적으로 잘 알고 있을 것이다. 실제로 일본 신장학회 발표에 따르면 혈청 크레아티닌 수치가 정상 범위를 초과하면 대부분 2년 이내에 혈액 투석을 해야 한다.

즉, 혈청 크레아티닌 수치에 이상이 나타났을 때는 이미 늦었기 때문에, 그런 검사를 하고 있는 것 자체가 무책임한 짓이다.

치료 단계에서 신장의 상태를 파악하고 싶다면 요알부민 수치를 봐야 한다. 만약 당신이 당뇨병이고 담당 의사가 신장 치료에 대해 상세하게 알지 못한다면 주치의를 바꾸는 것도 고려해야 한다. 신장내과가 있는 병원으로 옮기는 것도 좋은 방법이다.

투석을 피할 수 있는 치료법

신장 병변을 조기에 정확하게 알려주는 것은 혈청 크레아티닌 수치가 아니라 요알부민 수치다.

요알부민 수치는 소변 속에 알부민이라는 단백질이 얼마나 나와 있는지를 나타내는 수치다. 정상치는 검사기관에 따라 약간 차이가 있는데, 30mg/L(이하 단위 생략) 이하를 기준으로 하는 곳이 많지만 우리 병원에서는 18 이하로 한다.

30을 조금 넘어도 미카르디스Micardis라는 약을 복용하면 즉시 정상 수치로 돌아온다. 더 올라가도 요알부민 수치가 300 이하라면 미카르디스의 양을 조절하면서 혈압을 125(수축기)/75(확장기) 미만(단위는 mmHg)으로 억제하면 신장은 반드시 좋아진다. 적어도 나는 그런 치료를 환자에게 하고 있다.

그러나 일반적으로는 요알부민 수치가 300이 되면 '회생 불능 시점Point of No Return'이라고 하며 많은 의사가 '더 이상 치료할 수 없는 지점'으로 생각한다.

더욱이 혈청 크레아티닌 수치에 이상이 있을 때는 대개 요알부민 수치가 1000을 넘기 때문에 이미 '더 이상 치료할 수 없는' 상황이다.

어느 날 당연히 믿고 있던 주치의로부터 "이제 슬슬 혈액 투석을 해야 하니까 투석 전문 병원으로 옮기세요"라는 말을 듣게 된다. 이런 말에 심한 쇼크를 받은 환자가 도움을 청하며 우리 병원을 찾아오기도 한다. 나의 경우, 미카르디스 이외에 칼블록Calblock, 알닥톤aldactoneA 등의 약을 조합하여 사용함으로써 요알부민 수치 5000까지는 환자가 혈액 투석을 받지 않게 할 수 있었다. 다만, 보험의 범위 내보다 많은 약이 필요하므로 자비로 치료해야 한다.

이런 치료를 받지 않기 위해서라도 당질 중독에서 탈출할 수 있도록 진지하게 생각해보자.

혈압을 얕보지 마라

일본에는 약 4,300만 명이나 되는 고혈압 환자가 있다.

그러나 이 중 3분의 1은 자신이 고혈압이라는 자각을 못해서 치료를 받지 않는다. 10% 이상은 자각은 하고 있지만 방치하고 있다.

사실상, 제대로 치료를 받고 있는 사람은 절반 정도다. 그중에서도 적절하게 혈압을 조절할 수 있는 사람은 27%에 불과하다.

이 숫자가 사람들에게 잘못된 안정감을 안겨주고 있을지도 모르겠다. "다들 그냥 지내는 걸 보면 고혈압이라고 해도 별일 아니야."

하지만 '별일'임이 분명하다.

마이크로소프트의 창업자로 유명한 빌 게이츠가 전처와 만든 자선 단체 '빌&멀린다 게이츠 재단'이 진행한 대규모 연구에서 **세상 사람들이 목숨을 잃는 가장 큰 원인은 고혈압이라는 것이 밝혀졌다.**

2020년에 미국 의사회 전문지에 게재된 논문에서는 고혈압을 치료하면 치매 발병 위험성이 떨어진다고 보고되었다. 반대로 말하면 고혈압을 방치하면 치매 위험이 올라간다는 뜻이다.

혈압이 높으면 동맥경화가 진행되어 심근경색이나 뇌졸중을 일으킨다는 사실은 이미 대부분의 사람이 알고 있다.

특히 강조해둘 것은 만성 신장병과의 관계다.

고혈압에 의한 동맥경화가 전신에 영향을 미치는데, 당연히 신장의 혈관도 포함된다. 더욱이 신장의 혈관은 가늘기 때문에 영향을 받기 쉬워 기능이 계속 손상되어간다.

신장의 기능이 떨어지면 염분과 수분의 배설이 잘 조절되지 않아 혈압이 올라간다. 이를 '신성腎性 고혈압'이라고 한다. 젊은 시절에는 저혈압으로 걱정했던 사람이라도 신장이 나빠지면 혈압이 점점 올라간다.

혈압이 오르면 신장 기능이 떨어지고, 신장 기능이 떨어지면 혈압이 올라간다. 이 부정적 악순환Negative spiral에 휘말리게 될 경우 혈압 강하제를 엄청나게 먹지 않으면 통제할 수 없게 된다.

의사에게서 고혈압을 진단받고 혈압 강하제 복용을 권유받았는데 이를 받아들이지 않으려는 사람은 그런 부정적 악순환의 미래를 상상해보면 된다. 약간의 약으로 조절할 수 있는 단계에서 제대로 치료해두는 것이 매우 중요하다.

당질 과다 섭취가 비만을 부르고, 살이 찌면 혈압이 오른다는 것도 부디 잊지 않아야 한다.

내장지방으로 인한 염증이 전신에 해를 끼친다

'생활 습관병'이라는 용어는 대부분의 사람이 완전히 인지하게 되었다고 생각한다.

심근경색, 뇌졸중, 당뇨병, 고혈압, 지질 이상증, 만성 신장병 등 생활 습관이 원인이 되어 발생하는 병에 대해 세계보건기구WHO는 '비감염성 질환'이라고 한다.

신종 코로나바이러스 감염증, 인플루엔자 등의 감염

성 질환은 외부에 원인이 있는 반면, 생활 습관병은 자신에게 원인이 있는 것이다.

최근 들어 이들 생활 습관병은 전부 지속적인 염증 반응으로 인해 발생한 장기 기능 부전이라는 것을 알게 되었다. 염증은 무서운 것이다.

사실 염증 자체는 생명을 지키기 위해 필수적인 생체 방어 반응이다. 감기에 걸렸을 때 목이 아픈 것도, 다친 상처가 곪는 것도, 관절을 삐면 붓는 것도 방어 반응으로서 염증이 일어나고 있다는 증거다.

그러한 급성의 문제가 아니라, 자각할 수 없는 낮은 수준의 염증이 계속되는 것이 문제이며, 그에 따라 생체 조직의 구조나 기능에 이상이 생기면서 결국 여러 가지 질병을 일으킨다는 사실이 밝혀졌다.

이런 지속적인 염증은 한정된 부위에만 발생한다고 보기는 어렵고, 어느 한 부분에서 생겼다면 사실은 거의 전신에서 발생하고 있을 것이다. 그래서 한 가지 생활 습관병에 걸리는 사람은 여러 가지 질병에 걸리기 쉽다.

건강 진단 결과를 보고 "나이를 먹으니 혈압도 간 기능도 콜레스테롤 수치도 혈당치도 모두 나빠졌어"라고 하는 것은 같은 이유다.

여기서 앞서 언급한 비만 유형에 대해 생각해보자. 남성에게 많은 사과 형 비만은 피하지방이 아니라 내장지방이 증가한 것이다. 내장지방은 그 자체가 염증 물질을 분비하므로 염증을 일으키기 쉽다.

내장지방에 만성 염증이 생겨 염증성 사이토카인이 분비되면 심근경색이나 뇌경색의 주요 원인이 된다. 이런 질환은 남성에게 많이 발생하는 것으로, 내장지방형 비만이 많은 남성이 여성보다 단명하는 이유일 것이다.

물론 여성도 내장지방이 생기고, 포도당이 혈액 속에 넘치는 것만으로도 혈관에 염증이 발생한다. 염증을 억제하는 관점에서 생각해도 당질의 과잉 섭취가 좋을 리는 없다.

당질에 의한
질병과 노화를 막기 위해

이전부터 '산화'는 몸의 노화를 진행시키는 나쁜 작용을 하는 것으로 알려져 있다.

산화란 어떤 물질이 산소와 결합하는 반응을 말한다.

껍질을 깎은 사과를 방치해두면 갈색으로 변화하는 것은 세포벽이 손상되면서 그 안에 있던 산화효소가 항산화 물질과 접촉해서 산화 현상이 일어나기 때문이다. 이 과정에서 영양성분의 파괴가 일어난다

우리 몸도 살기 위해 끊임없이 산소를 받아들이고 있는데, 이 산소에 의해서 노화 현상이 일어난다. 그런데 산화보다 악성도가 더 심하다고 밝혀진 것이 '당화'다.

몸속에서 남은 포도당이 체내의 단백질이나 지질과 결합해서 최종당화산물(당 독소)을 생성하는 것을 당화라고 한다.

단백질 또는 지질 + 포도당 = AGE(최종당화산물)

우리 몸의 구성성분은 수분 외에는 대부분이 단백질

과 지질인데, 포도당이 남으면 이들과 계속 결합하여 당화가 발생한다. 이 과정에서 AGE(최종당화산물)라는 매우 나쁜 물질을 만들어낸다.

AGE는 단백질이나 지질을 변성시킨다. 피부의 단백질을 변성시켜서 기미나 주름을 만들고, 혈관의 단백질을 변성시켜 동맥경화를 진행시키는 등 단백질과 지질로 구성되어 있는 우리의 전신에 나쁜 작용을 한다.

최근에는 전 세계적으로 AGE의 연구가 진행되어, 모든 질병과의 연관성이 밝혀졌다.

심근경색이나 뇌졸중, 만성 신장병 등은 혈관의 변성으로 인한 동맥경화의 영향을 그대로 받는다. 알츠하이머병이나 파킨슨병 환자의 뇌에 AGE가 많이 쌓여 있는 것도 증명되었다.

당뇨병과의 관련성은 더욱 명확하다.

포도당이 혈액 속에서 넘쳐나는 당뇨병 환자는 대체로 AGE가 많으므로, 그로 인해 혈관벽의 변성이 빨리 진행된다. 또 AGE는 노폐물을 걸러내는 역할을 하는 신장의 막을 변성시켜 당뇨병성 신장 질환Diabetic nephropathy을 악화시킨다.

이와 같은 사실에서 **당화에 의한 AGE의 생성을 최대한**

억제해야 한다.

대학 병원 의사로 시작한 나는 당시에는 아직 별로 주목받지 못했던 AGE 연구에 일찍부터 몰두하기 시작했다. 미국 유학 시절에는 '절대로 불가능'하다는 혈중 AGE를 측정하는 데 성공했다. 그 논문은 〈뉴 잉글랜드 저널 오브 메디신the New England Journal of Medicine〉, 〈더 란셋〉 등 최고의 의학 잡지에 게재되었다. 나는 AGE에 관해서는 일인자로 인정받고 있다고 자부한다.

그런 내가 말할 수 있는 것은 당질의 과잉 섭취는 AGE를 대량으로 산출하는 자살 행위나 다름없다는 것이다. 당질 중독에 빠져 무의식중에 섭취한 탄수화물이, AGE라는 악마의 노화 촉진 물질을 계속 만들어내고 있다는 사실을 깨달아야 한다.

제5장 복습

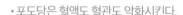

- 포도당은 혈액도 혈관도 악화시킨다.
- 당질 과잉 섭취는 당뇨병으로 가는 지름길이다.
- 당뇨병에 걸리면 모든 병에 걸리기 쉬워진다.
- 특히 당뇨병성 신장 질환, 당뇨병성 망막증, 당뇨병성 신경 장애에 주의한다.
- 만성 신장병에 걸려 있을지도 모른다고 의심해야 한다.
- 당뇨병에 걸려 있는데 담당 의사가 신장 치료에 대해 잘 모른다면 주치의를 바꿔야 한다.
- 전 세계적으로 목숨을 잃는 가장 큰 원인은 고혈압이다.
- 내장지방이 일으킨 염증이 온몸에 문제를 초래한다.

도표 21. 식품에 포함된 당질량

식품	양	당질량
주식		
밥		
흰쌀밥	1공기	55.2g
현미밥	1공기	51.3g
초밥	1개	7.3g
삼각김밥	밥 75g	27.6g
리조또(치즈)	밥 50g	43.9g
오므라이스	밥 135g	59.2g
볶음밥	밥 180g	68.1g
오야코돈부리(일본식 덮밥)	밥 200g	82.5g
규동(일본식 소고기덮밥)	밥 200g	84.5g
가스동(돈가스 덮밥)	밥 200g	86.6g
텐동(튀김덮밥)	밥 200g	91.1g
소고기 카레	밥 180g	87.9g
면		
메밀국수	삶은 메밀 180g	50.5g
튀김메밀국수	삶은 메밀 180g	60.8g
자루우동(조미 국물)	삶은 우동 200g	53.6g
튀김우동	삶은 우동 200g	59.2g
냉소면	수제 삶은 소면 225g	64.7g
소스 야끼소바	삶은 중화면 150g	62.8g

돈코츠라면	생중화면 110g	66.1g
냉중화	생중화면 110g	79.4g
미트소스 스파게티	삶은 스파게티 200g	68.3g
빵		
식빵(1장) –	45g	20.0g
식빵(약 1.3장) –	60g	26.6g
크루아상 –	30g	12.7g
난(Nan. 넓적하게 구운 인도 빵)	75g	34.2g
그 외		
당면	30g	25.6g
과일 그래놀라	40g	27.7g
플레인 콘플레이크	40g	32.4g
미펀(쌀국수)	50g	39.5g
크리스피 믹스 피자	크리스피 크러스트 63g	34.4g
주요 반찬		
생선		
말린 전갱이구이	건어물 50g	0.1g
열빙어구이	열빙어 60g	0.3g
소금연어구이	소금연어 80g	0.1g
장어구이	양념구이 70g	2.2g
방어 데리야끼	방어 80g	6.3g
그 외 어패류 및 가공품		

삶은 새우(샐러드용)	60g	0.0g
대게(삶은 것)	40g	0.0g
바지락	40g	0.2g
굴	120g	5.6g
연어알	10g	0.0g
참치플레이크(기름 절임 캔)	20g	0.0g
한펜	30g	3.4g
생선회		
참치 붉은살	40g	0.6g
오징어	30g	0.6g
새끼방어	40g	0.7g
시메사바(초절임 고등어)	40g	1.3g
가리비 관자	36g	1.9g
소고기		
비프스테이크(등심)	일본산 목심 100g	1.9g
비프스테이크(안심)	일본산 안심 100g	2.2g
로스트비프(소고기 오븐구이)	일본산 넓적다리 70g	2.2g
소고기 햄버그	다진 소고기 100g	9.7g
돼지고기		
돼지고기 생강구이	돼지 목심 80g	6.3g
피망 니쿠즈메(피망 고기완자)	다진 고기 40g	13.7g
군만두	다진 돼지고기 50g	17.2g
돼지 샤브샤브 샐러드	돼지 등심 75g	4.1g
포크슈마이	저민 돼지고기 60g	17.1g

롤양배추	저민 고기 50g	14.5g
돈가스	돼지 등심 100g	10.0g
탕수육	돼지 목심 80g	25.5g
닭고기		
닭고기 데리야끼	영계 넓적다리 80g	4.2g
찜닭	영계 가슴살 80g	6.4g
방방지(닭고기 냉채)	영계 가슴살 80g	7.3g
크림 스튜	영계 넓적다리 80g	25.0g
닭튀김	영계 넓적다리 80g	4.7g
그 외 고기 및 가공품		
양고기 스테이크	양고기 등심 80g	2.3g
말고기회	말고기 60g	2.5g
비엔나 소테 (sauteed Vienna sausage)	소시지 50g	3.5g
달걀		
삶은 달걀	50g	0.2g
플레인 오믈렛	달걀 100g	1.1g
베이컨 에그	달걀 50g	0.2g
두꺼운 달걀말이	달걀 50g	3.2g
콩 제품		
목면두부	150g	1.8g
연두부	150g	2.5g
유부	15g	0.0g
낫토	50g	2.7g

무첨가 두유	200g	5.8g
조정두유(당분 첨가)	200g	9.0g
마파두부	목면두부 120g	6.3g
부분 반찬		
샐러드		
코울슬로(coleslaw) 샐러드	양배추 60g	4.4g
마카로니 샐러드	삶은 마카로니 20g	8.0g
감자 샐러드	감자 50g	10.1g
해산물 샐러드	오징어, 새우, 낙지 각 20g	1.4g
녹황색 채소		
시금치나물	시금치 60g	0.6g
오크라 가다랑어 무침	오크라 35g	0.8g
브로콜리 마요네즈 무침	브로콜리 60g	0.8g
서니 레터스 (Sunny lettuce. 상추의 일종)	25g	0.3g
꼬투리째 먹는 강낭콩	48g	1.2g
당근	48g	3.2g
방울토마토	58g	3.4g
토마토	145g	5.3g
파프리카	126g	7.1g
호박	80g	13.7g
담색 채소		
샐러리 볶음	샐러리 40g	2.0g
양배추 볶음	양배추 100g	4.8g

오이와 미역 초무침	오이 50g	3.5g
콩나물볶음	콩나물 100g	1.6g
가지구이	가지 80g	2.9g
무조림	무 80g	5.4g
우엉 소고기 조림	우엉 50g	8.4g
삶은 옥수수	125g	17.2g
감자류		
곤약볶음	통곤약 80g	2.7g
독일 감자	감자 60g	11.2g
군고구마	고구마 80g	21.4g
해초·버섯		
생미역	10g	0.2g
구운 김	2g	0.2g
조미 큰실말	80g	4.4g
녹미채 조림	건조 녹미채 7g	5.3g
버섯 소테	시메지 버섯 80g	1.2g
된장국, 수프		
두부와 나메코 버섯 된장국	목면두부 30g	3.1g
달걀찜	달걀 30g	5.2g
달걀탕	달걀 25g	2.3g
미네스트로네	토마토 통조림캔 50g	12.3g
그 외의 식품		
우유·유제품		
우유	유지방 3.8% 200ml	9.6g

저지방 우유	유지방 1.0% 200ml	11.0g
플레인 요구르트	100g	4.9g
가당 요구르트	100g	11.9g
카망베르 치즈	22g	0.2g
크림치즈	18g	0.4g
과일		
딸기	50g	3.6g
멜론	50g	4.9g
자몽	50g	4.5g
키위	50g	5.5g
사과	50g	7.1g
온주(温州)귤	70g	7.8g
수박	100g	9.2g
바나나	50g	10.7g
과자류		
사쿠라모치(팥소를 넣은 찹쌀떡)	67g	34.6g
카스텔라	40g	25.1g
꼬치경단(팥소)	70g	31.1g
도라야키	73g	40.6g
오하기(으깬 팥소)	100g	42.2g
찹쌀떡	85g	42.8g
붕어빵	126g	58.7g
경단 단팥죽	단팥죽 180ml	59.0g
커스터드푸딩	80g	11.8g

슈크림	100g	25.3g
쇼트케이크	95g	35.5g
애플파이	110g	34.6g
알코올음료		
위스키(물에 희석한 것)	위스키 30ml	0.0g
우롱하이	350ml	0.0g
소주(온더록스)	50ml	0.0g
브랜디	30ml	0.0g
레드 와인	100ml	1.5g
화이트 와인	100ml	2.0g
일본주(컵)	100ml	4.9g
맥주	350ml	10.9g
발포주	350ml	12.6g

참고: 《개정판 당질량 핸드북》(마키타 젠지(牧田善二))

차원이 다른
건강한 삶으로!

우리 인류는 아득한 옛날부터 열심히 노력하여 다양하게 진화해왔습니다. 의학이 대표적으로, 진단법이나 치료법에서 획기적인 연구가 이루어져 예전에는 포기할 수밖에 없었던 생명을 살릴 수 있게 되었습니다.

하지만 진취적으로 추진하는 일에는 가끔 실수가 발생하기도 합니다. 농경 기술의 발달과 산업혁명은 전 세계 사람들에게 혜택을 주었지만, 당질 과잉 섭취라는 매우 부정적인 식습관을 낳았습니다. 그 결과 많은 현대인은 자신이 당질 중독에 빠져 있다는 사실조차 인식하지 못한 채 좋아하는 음식을 실컷 먹으면서 자신의 건강을 해치고 있습니다.

좋아하는 음식을 많이 먹겠다는 사람에게 "그건 위험한 행위예요"라는 식으로 경고하는 것은 의사로서도 별로 내키는 일은 아닙니다.

그런데도 이 책을 써서 당질 중독에 대해 널리 알리려고 하는 뜻은 사람들이 건강하고 행복한 인생을 살았으면 하는 마음 때문입니다. 자신의 뇌를 당질에 통제받고 있는 상태에서는 건강하고 행복한 인생을 살아갈 수 없다는 것을 알게 해주고 싶습니다.

전문적인 내용도 담겨 있기는 하지만, 이 책을 끝까지 읽은 독자들은 당질 중독이라는 병이 있다는 사실과 그 병의 무서움을 이해할 수 있었을 것이며, 치료법도 알게 되었으리라 생각합니다.

지금까지 아무리 다이어트를 반복해도 제대로 되지 않아 완전히 자신감을 잃었던 사람도 이제는 해낼 수 있을 것입니다.

이 책에서 알려주는 방법에 따라 멋지게 살이 빠져서 지금까지와는 차원이 다른, 진정으로 건강하고 행복한 인생을 보내기를 진심으로 기원합니다.

2021년 12월 AGE 마키타 병원 원장 마키타 젠지(牧田善二)

당질 중독

초판 1쇄 발행   2022년 7월 15일

지은이   마키타 겐지
옮긴이   박유미
펴낸이   한승수
펴낸곳   문예춘추사

편   집   이상실
디자인   스튜디오 페이지엔 | 박소윤
마케팅   박건원·김지윤

등록번호   제300-1994-16
등록일자   1994년 1월 24일

주   소   서울특별시 마포구 동교로 27길 53, 309호
전   화   02 338 0084
팩   스   02 338 0087
E-mail   moonchusa@naver.com

ISBN   978-89-7604-525-6 13510